HR-CT der Lunge

HR-CT der Lunge

Ein Lehrbuch zu Untersuchungstechnik,
systematischer Befundanalyse und
Differentialdiagnostik bei Erwachsenen und Kindern

Ulrich Lörcher
Helga Schmidt
mit einem Beitrag von K. G. Hering

134 Abbildungen in 500 Einzeldarstellungen

Georg Thieme Verlag Stuttgart · New York 1996

Anschriften:
Priv.-Doz.
Dr. med. Ulrich Lörcher
Deutsche Klinik für Diagnostik
Aukammallee 33
65191 Wiesbaden

Priv.-Doz.
Dr. med. Helga Schmidt
Zentrum der Radiologie der Universität
Abt. Pädiatrische Röntgendiagnostik
Theodor-Stern-Kai 7
60596 Frankfurt/M.

Dr. med. Kurt G. Hering
Knappschaftskrankenhaus
Wieckesweg 27
44309 Dortmund

Einbandentwurf: Markus Voll, Fürstenfeldbruck

Die Deutsche Bibliothek – CIP-Einheitsaufnahme

Lörcher, Ulrich:
HR-CT der Lunge : ein Lehrbuch zu Untersuchungstechnik,
systematischer Befundanalyse und Differentialdiagnostik bei
Erwachsenen und Kindern ; 4 Tabellen / Ulrich Lörcher ;
Helga Schmidt. – Stuttgart ; New York : Thieme, 1996
(Referenz-Reihe radiologische Diagnostik)
NE: Schmidt, Helga:

© 1996 Georg Thieme Verlag,
Rüdigerstr. 14, D-70469 Stuttgart

Printed in Germany

Satz und Repro: Hofacker, Digitale Druckvorbereitung,
D-73614 Schorndorf-Haubersbronn
Druck: Karl Grammlich, D-72124 Pliezhausen

ISBN 3-13-103491-2   2 3 4 5 6

Wichtiger Hinweis:
Wie jede Wissenschaft ist die Medizin ständigen Entwicklungen unterworfen. Forschung und klinische Erfahrung erweitern unsere Erkenntnisse, insbesondere was Behandlung und medikamentöse Therapie anbelangt. Soweit in diesem Werk eine Dosierung oder eine Applikation erwähnt wird, darf der Leser zwar darauf vertrauen, daß Autoren, Herausgeber und Verlag große Sorgfalt darauf verwandt haben, daß diese Angabe dem **Wissensstand bei Fertigstellung des Werkes** entspricht.
Für Angaben über Dosierungsanweisungen und Applikationsformen kann vom Verlag jedoch keine Gewähr übernommen werden. **Jeder Benutzer ist angehalten**, durch sorgfältige Prüfung der Beipackzettel der verwendeten Präparate und gegebenenfalls nach Konsultation eines Spezialisten festzustellen, ob die dort gegebene Empfehlung für Dosierungen oder die Beachtung von Kontraindikationen gegenüber der Angabe in diesem Buch abweicht. Eine solche Prüfung ist besonders wichtig bei selten verwendeten Präparaten oder solchen, die neu auf den Markt gebracht worden sind. **Jede Dosierung oder Applikation erfolgt auf eigene Gefahr des Benutzers.** Autoren und Verlag appellieren an jeden Benutzer, ihm etwa auffallende Ungenauigkeiten dem Verlag mitzuteilen.

Vorwort

Das vorliegende Buch gibt die Erfahrungen wieder, die an der Universitätsklinik in Frankfurt bei der Diagnose und Differentialdiagnose pulmonaler Erkrankungen gesammelt wurden.

Über lange Jahre fand eine gemeinsame Besprechung differentialdiagnostisch schwieriger pulmonologischer Fälle statt. Diese Besprechung wurde in enger Zusammenarbeit zwischen den Zentren für Innere Medizin (Abteilung für Pneumologie Prof. Dr. J. Meier-Sydow), Chirurgie (Abteilung für Herz-, Thorax- und Gefäßchirurgie, Prof. Dr. P. Satter), Pathologie (Prof. Dr. Hübner) und Radiologie (Prof. Dr. H. E. Riemann) organisiert. Sie wäre ohne den aufopferungsvollen Einsatz von Herrn Privatdozent Dr. H. Kronenberger, der die pneumologisch-klinische Seite betreute, Herrn Privatdozent Dr. R. Wagner, der die lungenchirurgischen Eingriffe vornahm, Herrn Privatdozent Dr. M. Schneider und Herrn Dr. H.G. Keul, die die bioptischen und autoptischen Präparate sorgfältig bearbeiteten, nicht möglich gewesen. Diese Konferenz mit den ausführlichen Diskussionen führte zu einem gemeinsamen Verständnis (differential-) diagnostischer Strategien und zeigte die Wertigkeit der pulmonalen Computertomographie.

Für die kinderradiologische pulmonologische Differentialdiagnostik erwies sich die pulmonale Computertomographie in den gemeinsamen Fallbesprechungen mit den Kinderpneumologen Privatdozent Dr. P. Ahrens und Privatdozent Dr. S. Zielen, Zentrum der Kinderheilkunde (Abteilung für Pneumologie Prof. Dr. D. Hofmann) als unverzichtbares Hilfsmittel.

Für die stets gute Zusammenarbeit und die vielen wichtigen Diskussionen danken wir auch Herrn Privatdozent Dr. R. Buhl, Frau Prof. Dr. E. Helm, Frau Privatdozentin Dr. Just-Nübling, Frau Dr. Boehme, Herrn Dr. M. Rust. Von radiologischer Seite unterstützte uns besonders Frau Privatdozentin Dr. J. Peters, Frau Dr. G. Schmidt und Frau P. Schiffner.

Für die ausgezeichnete und unermüdliche photographische Betreuung danken wir Herrn G. Gruszka ganz besonders.

Im Frühjahr 1996

Ulrich Lörcher, Wiesbaden
Helga Schmidt, Frankfurt/M.

Inhaltsverzeichnis

1 Untersuchungstechnik

2 Anatomie

3 CT-Muster und ihre Differentialdiagnose bei Lungenerkrankungen

4 Lungen- und Pleuraerkrankungen in der CT bei Erwachsenen 44

5 Lungen- und Pleuraerkrankungen in der CT bei Kindern 109

1 Untersuchungstechnik

Grundlagen
(Geometrie, Ortsauflösung, Dichteauflösung, Artefakte)

Für den einzelnen Röntgenpuls mißt auch die Computertomographie (CT) wie die klassische Radiographie die Gesamtschwächung. Aber im Unterschied zur klassischen Röntgenaufnahme wird diese Gesamtschwächung als Nichtsummationsbild abgebildet. Von vielen solchen Pulsmessungen aus unterschiedlichen Richtungen, die jeweils als Mittelwert der Schwächung gewertet werden, wird auf die Größe der Schwächung am jeweiligen geometrischen Ort zurückgeschlossen. Daß dies theoretisch und mathematisch möglich ist, hat Radon schon 1917 nachgewiesen. Die wichtigen experimentellen und praktischen Arbeiten stammen von Cormack und Hounsfield, der das erste klinisch einsetzbare CT gebaut hat. Die Messung der den Körper durchdringenden Röntgenstrahlung erfolgt mit photoelektronischen Detektoren, deren Spannung direkt von der empfangenen Strahlung abhängt. Aus diesen Spannungswerten als Rohdaten werden für definierte Punkte im Untersuchungsfeld die entsprechenden Schwächungswerte und damit die Dichtewerte (Bilddaten) errechnet. Diese Bilddaten werden im CT abgebildet.

Die Dichtewerte werden in einer Schwarzweiß-Skala als Grauwerte abgebildet. Dabei hat definitionsgemäß Luft eine Dichte von −1000 HE (Hounsfield-Einheiten), Wasser eine Dichte von 0 HE. Da die Skala linear ist, sind mit diesen beiden Werten alle anderen Dichtewerte meß- und einteilbar.

Typische Dichtewerte sind:
- Luft: −1000 HE,
- Lunge: −850 HE,
- Fett: −100 HE,
- Wasser: 0 HE,
- Blut: 40 HE,
- Muskulatur: 60 HE,
- Knochen: >100 HE.

Aus dieser großen Streuung der Dichtewerte einerseits und aus den geringen Dichteunterschieden der soliden Weichteilstrukturen andererseits wird verständlich, daß es keine für alle diagnostischen Fragen gleichmäßig gute Darstellung der Dichteunterschiede gibt. Für jede besondere Frage muß eine ihr angemessene Auswahl der Dichtewerte getroffen werden (Fenstertechnik), die dargestellt werden sollen. Dazu wird der diagnostisch wichtige Bereich etwa in das mittlere Grau (Mitte zwischen Schwarz und Weiß) gelegt werden (Fenstermitte). Die Länge der Schwarz-weiß-Skala (Fensterweite) wird so gewählt, daß die wichtigen Dichtewerte optisch unterschieden werden können.

Mit der Lage der Fenstermitte bestimmt man die Helligkeit, über die Fensterweite den Kontrast des Bilds.

Die Einblendung des Röntgenstrahls erfolgt sowohl an der Röntgenröhre als auch direkt vor den Detektoren und bestimmt direkt die Schichtdicke. Aufgrund der Zentralprojektion bleibt nur im Mittelpunkt des Untersuchungsfelds die Schichtdicke konstant. In den Randbereichen wird die Schichtdicke in Abhängigkeit vom Blendenöffnungswinkel und vom Abstand vom Drehpunkt (Untersuchungsfeldmittelpunkt) entsprechend kleiner oder größer. Bei der Spiraltechnik ist die erfaßte Schichtdicke wegen der Verschiebung in der Körperlängsachse (Z-Achse) immer größer als die, die technisch durch die Blendenöffnung vorgegeben wird. Diese Verschmierung verbreitert die Schicht um bis zu 50%. Das heißt, wird bei einer Spiraluntersuchung eine Schichtdicke von 5 mm eingestellt, so ist die reale Schichtdicke fast 8 mm.

Die Anzahl der errechneten Bildpunkte ist durch die Größe der Bildmatrix bestimmt. Die heute gebräuchlichen Geräte sind in der Lage, aus dem Untersuchungsfeld 1024×1024 bzw. 512×512 (etwa 1 bzw. 0,25 Mio.) Bildpunkte pro Schicht zu errechnen.

Ein Bildpunkt in der CT bildet ein Volumenelement des untersuchten Körpers ab. Die Schichtdicke entspricht der Höhe dieses Elements, die Kantenlänge des Elements errechnet sich aus der Größe des Untersuchungsfelds dividiert durch die verwendete Bildmatrix. Durch diese Größen ist die geometrische Auflösung des Bilds bestimmt.

Die CT erzeugt ein Bild des Untersuchungsfelds, das einer Parallelprojektion entspricht, obwohl die Röntgenstrahlung wie bei der klassischen Radiographie eine Zentralprojektion benutzt. Die Abbildung ist damit meßtreu, d. h., Abstände zwischen Bildpunkten können direkt vermessen werden, da der Vergrößerungsfaktor bekannt und für das ganze Bild konstant ist.

Die Dichte eines Volumenelements wird durch alle Anteile bestimmt, die in diesem Element enthalten sind. Sie ist eine gemittelte Dichte (Partialvolumeneffekt). Zum Beispiel fällt die Dichte mit dem Anteil an Luft, den das Volumenelement enthält.

Die Dichteauflösung ist aber nicht alleine durch die Dichte des Volumenelements selbst definiert. Aufgrund der Art der Bestimmung der Dichte über die Rückrechnung aus Dichte- bzw. Schwächungsmittelwerten des Gesamtquerschnitts nimmt die Umgebung des Volumenelements, je nach verwendeter Rechenvorschrift, mehr oder weniger Einfluß auf die errechnete und dargestellte Dichte des Bildelements. Damit wird verständlich, daß die in der CT angegebenen Dichtewerte keine Absolutwerte und nicht unbedingt übertragbar sind. Sie sind von Untersuchungsparametern und von technischen Faktoren der verschiedenen Geräte abhängig.

Die Meßgenauigkeit der Dichte nimmt zur Peripherie hin ab, da durch die inkonstante Schichtdicke sich die gemessenen Dichten wegen des Partialvolumeneffekts ändern können.

Technik

Die Untersuchung der Lunge in der CT hat sich erst spät entwickelt und durchgesetzt. Aufgrund der begrenzten Verfügbarkeit der Geräte wurden die Untersuchungsindikationen streng auf vitale Indikationen begrenzt, wie die Frage nach dem Bronchialkarzinom, nach Metastasen bzw. die präoperative Stadieneinteilung. Wegen der langen Abtastzeiten waren feinere Beurteilungen der Lunge nicht möglich. Gleichzeitig hat sich eine Untersuchungsstrategie der parenchymatösen Organe bzw. des Abdomens entwickelt, die auch fraglos für die Untersuchung der Lunge verwendet wird.

Aufgrund der besonderen Bedingungen im Thoraxraum ist diese Untersuchungstechnik jedoch nicht optimal.

Mitte der 80er Jahre wurde deshalb in den USA eine ergänzende Untersuchung ausgewählter Lungenschichten in Dünnschichttechnik (1–2 mm Schichtdicke) mit kantenbetonendem Algorithmus als *hochauflösende Computertomographie (HR-CT = High-resolution-CT)* eingeführt. Damit wurden leider 2 Untersuchungselemente begrifflich miteinander gekoppelt, die sinnvollerweise getrennt betrachtet und jeweils gezielt eingesetzt werden sollten.

Eine Untersuchungstechnik des Thorax und der Lunge muß folgende Parameter berücksichtigen:

- Algorithmus,
- Schichtdicke,
- Abtastzeit,
- Bildpräsentation.

Eine optimierte Untersuchungsstrategie für die CT der Lunge sollte folgenden Bedingungen entsprechen:

- kantenbetonender Algorithmus,
- mittlere Schichtdicke (4–5 mm),
- kürzeste Abtastzeiten (1 s und weniger),
- reduzierte Schichtanzahl,
- reduzierte Dosis.

Algorithmus (Rechenvorschrift)

Grundsätzlich sollte für die CT-Untersuchung der Lunge der Algorithmus gewählt werden, der die ausgeprägteste Kantenbetonung („ultra high", „bone" usw.) zeigt.

Wie oben ausgeführt, wird für die Berechnung des Dichtewerts eines Bildpunkts entsprechend der verwendeten Rechenvorschrift das Dichteprofil eines unterschiedlich großen Umgebungsbezirks mitverwendet. In aller Regel bedeutet das, daß der Dichtewert eines Bildpunkts als Produkt der Dichte des untersuchten Volumenelements mit der mittleren Dichte des Umgebungsbezirks mit einem Gewichtungsfaktor errechnet wird. Je größer die dafür verwendete Umgebung gewählt wird, desto weniger unterscheiden sich die Bilddichten benachbarter Punkte. Dies ist sinnvoll, wenn in einem homogenen Bezirk auch ein homogener Bildeindruck erzeugt werden soll, ohne daß das Quantenrauschen oder geringe Inhomogenitäten betont werden. Dies nennt man einen glättenden Algorithmus.

Ganz andere Notwendigkeiten ergeben sich aber bei der Untersuchung der Lunge. Durch den hohen Gewebekontrast (Luft = –1000 HE, Wasser = 0 HE) ist es gerade entscheidend, die kleinen Dichteunterschiede sichtbar werden zu lassen. Dies bedeutet für den Algorithmus, jedem Bildpunkt sein eigenes Gewicht zu belassen, damit die Grenzen und Dichtesprünge sichtbar werden können.

Es ist wichtig darauf zu achten bzw. darauf zu dringen, daß der Algorithmus nicht gleichzeitig wesentliche Überschwingartefakte, d. h. keine künstliche Kontrastüberhöhung mit Bildung von Begleitschatten an Konturen erzeugt, da sich sonst mit diesem „kantenbetonenden Algorithmus" die Beurteilbarkeit verschlechtert.

Die Verwendung eines kantenbetonenden Algorithmus führt zu einem kontrastreicheren Bild. Dieser Algorithmus hilft damit, die Lungenstruktur in ihren Einzelheiten aufzulösen. Daher ist auch die Bezeichnung HR-CT berechtigt, unabhängig von der Schichtdicke.

Abb. 1.**1** **Schichtdicke und Algorithmus.** Die Schichtdicke nimmt von oben nach unten zu (1, 5, 10 mm). **a, c, e** Die Bilder der linken Spalte sind mit einem kantenbetonenden Algorithmus errechnet. **b, d, f** Die Bilder der rechten Spalte sind mit einem Standardalgorithmus errechnet. Je dicker die Schichtdicke ist, desto größer ist der Gewinn durch einen kantenbetonenden Algorithmus. Bei der 1 mm dicken Schicht ist der diagnostische Zugewinn durch die Kantenbetonung nur noch sehr gering

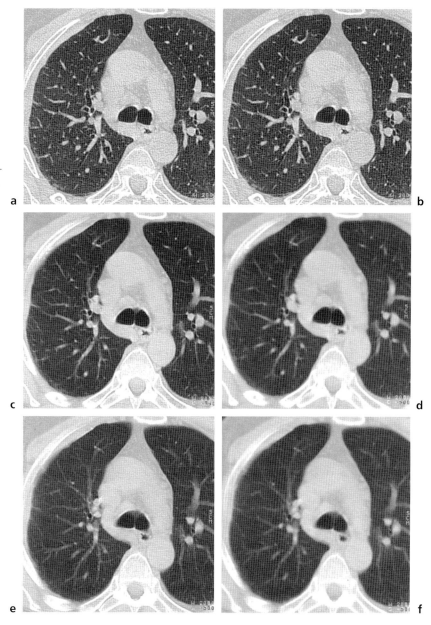

Dieser Effekt ist um so augeprägter, je dicker die untersuchten Schichten sind (Abb. 1.**1**). Bei Verwendung einer 10 mm starken Schicht ist der Unterschied zwischen „normalem" (standard, soft) Bild und kantenbetonter Berechnung besonders deutlich. Der Unterschied wird immer weniger deutlich, je schmaler die Schicht wird. Bei einer 1 mm dicken Schicht führt die Kantenbetonung zu keiner wesentlichen Verbesserung der Bildcharakteristik gegenüber der Standardversion.

Schichtdicke und ihre Abhängigkeit von der zu beurteilenden Struktur

Zur Untersuchung der Lunge bei Erwachsenen empfehlen wir neben der Verwendung eines kantenbetonenden Algorithmus eine mittlere Schichtdicke von 4–5 mm. Bei Kindern unter etwa 13 Jahren muß die Schichtdicke auf 2 mm, bei Kleinkindern auf 1 mm verringert werden. Dies steht im Gegensatz zu den amerikanischen und auch hier üblichen Definitionen der HR-CT. Diese Definition beinhaltet neben dem kantenbetonenden Algorithmus eine Dünnschichtuntersuchung mit Schichtdicken von weniger als 2 mm. Diese begriffliche Kombination beider Untersuchungsbedingungen sollte aufgegeben werden. Richtigerweise sollte die Dünnschichtuntersuchung unabhängig vom verwendeten Algorithmus benannt werden. Die Grundlage dieser (amerikanischen) kombinierten Untersuchungsstrategie liegt in der unzureichenden „normalen" Untersuchungstechnik begründet. Sie ist aus der üblichen Untersuchungstechnik der Abdominal- und parenchymatösen Organe übernommen. Dort werden – zur vollständigen Abbildung – Schichtdicken von 12–8 mm und glättende Algorithmen verwendet.

Die große Schichtdicke (10 mm) bietet auch in der Lunge einen hervorragenden anatomischen Überblick, da die Gefäße durch ihren Aufzweigungs- und Verlaufsmodus als anatomische Leitstruktur dienen. Aufgrund der großen Schichtdicke und wegen des hohen Kontrasts und damit des ausgeprägten Partialvolumeneffekts sind die Gefäße, die die Schicht schräg durchsetzen, hervorragend abgrenzbar. Besonders gut werden in der dicken Schicht auch kleine runde, kugelige Strukturen dargestellt. Damit empfiehlt sich diese Schichtdicke bei der Frage, ob bei bekanntem Tumorleiden keine oder eine Lungenmetastase vorliegt, wenn dies für die weitere Therapieentscheidung ganz wesentlich ist.

Nachteilig ist jedoch bei der Verwendung großer Schichtdicken, daß durch den Partialvolumeneffekt die Bronchien relativ schlecht zu beurteilen sind. Auch kleine linear-flächige Elemente gehen durch die Mittelung in der dickeren Schicht unter. Eine Feinbeurteilung der Lungenstruktur ist damit nicht möglich.

Die dünne Schicht zeigt demgegenüber sehr viel deutlicher die feinen linearen Strukturen. Grundsätzlich kann gezeigt werden, daß mit Abnahme der Schichtdicke die anatomische Sicherheit ebenfalls abnimmt. Lediglich die Bronchien und Septen können mit abnehmender Schichtdicke besser dargestellt werden (Abb. 1.**2**). Werden bei einer 10-mm-Schicht in einem definierten Gebiet durchschnittlich 45 Gefäße richtig erkannt, so sind es bei einer 5-mm-Schicht 41 Gefäße und bei einer 1-mm-Schicht nur 16 Gefäße. Umgekehrt können 1 bzw. 3 bzw. 6 Bronchien bei einer 10 bzw. 5 bzw. 1-mm-Schicht dargestellt werden.

Auch im Bereich des Mediastinums konnte nachgewiesen werden, daß die Nativuntersuchung mit 5-mm-Schichtdicke einer Kontrastuntersuchung mit 10-mm-Schichtdicke bei der Entdeckung und Beurteilung von Lymphknoten überlegen ist. Dies hat seine Ursache im verminderten Partialvolumeneffekt und in dem unvorhersagbaren Kontrastmittelverhalten von Lymphknoten.

Wir empfehlen deshalb die Verwendung einer 5-mm-Schicht bei Erwachsenen, da die anatomische Auflösung etwa der einer dicken (10-mm-) Schicht entspricht und sich die Detailauflösung nicht wesentlich von einer 1-mm-Schicht unterscheidet. Es findet sich kein diagnostisch relevanter Unterschied.

Bei Kindern und Kleinkindern kann unter Berücksichtigung der geringeren Größe die Schichtdicke auf 2 bzw. 1 mm reduziert werden, um einen ähnlichen Bildeindruck wie bei den Erwachsenen zu erhalten.

Schichtabstand

Für die Diagnostik von Lungenerkrankungen muß das Organ nicht vollständig abgebildet sein. Diagnostisch ausreichend ist, wenn eine genügende, repräsentative Anzahl von Schichten und Bildern zur Verfügung stehen. Mit etwa 20 Schichten aus der Lunge kann mit Sicherheit eine korrekte Diagnose erfolgen. Zusätzliche Schichten sind nur zur Klärung von speziellen Fragen notwendig, etwa wenn die Struktur und Beziehung eines einzelnen Herds geklärt werden muß. Dabei wird man auch die übrigen Untersuchungsparameter (Schichtdicke, Bildausschnitt, Schichtzeit und Kontrastmitteleinsatz) optimieren.

Wir empfehlen einen Tischvorschub von etwa 15 mm, wenn eine Schichtdicke von 5 mm gewählt worden ist. Die Lücke führt zu keiner Reduktion der diagnostischen Sicherheit. Sie führt aber zu einer deutlichen Reduktion der Strahlenexposition, der Untersuchungszeit sowie der Bild- und Filmanzahl. Entscheidend ist, daß die Untersuchungsstrategie dem diagnostischen Problem richtig angepaßt wird

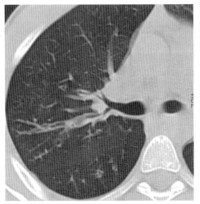 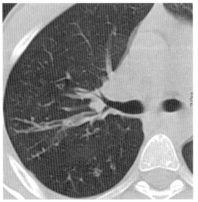

Abb. 1.**2a** u. **b Chronisch rezidivierende Bronchitis mit normaler Lungenfunktion und normalen Übersichtsaufnahmen** (15jähriger Junge). Die CT zeigt die Bronchiektasen in unterschiedlichen Schichtdicken (5 und 2 mm).

a   b

Häufig genug ist die Anzahl der Bilder nicht proportional zur Sicherheit der Diagnose. Bei Kleinkindern wird der Schichtabstand etwas reduziert, so daß bei einer Erstuntersuchung insgesamt etwa 10–15 Schichten aus der Lunge zur Diagnostik zur Verfügung stehen. Bei Kontrollen kann die Schichtanzahl weiter reduziert werden.

Abtastzeit

Mit Abnahme der Abtastzeit reduziert sich die Bewegungsartefaktüberlagerung. Auch kleine Atembewegungen führen zu Doppelkonturen der Gefäße, womit Bronchiektasen vorgetäuscht werden können. Bei Reduktion der Abtastzeit von 2 auf 1s erhöht sich der Anteil der artefaktfreien Bilder von 60 auf 76%. Wird die Abtastzeit weiter reduziert, etwa auf 0,7 s, so können bis zu 94% der Bilder artefaktfrei erwartet werden.

Mit diesen geringen Abtastzeiten ist es auch möglich, Patienten mit einer genügenden diagnostischen Sicherheit zu untersuchen, die nicht in der Lage sind zu kooperieren und die Luft anzuhalten. Wenn die Patienten keine ausgeprägten Atembewegungen machen, d. h. bei flacher Atmung, sind mit diesen kurzen Abtastzeiten Untersuchungen auch ohne Atemkommando möglich. Dies ist insbesondere auch bei Kindern, die nicht kooperieren können, von Vorteil (Abb. 1.**3**). Dennoch ist zu bemerken, daß auch bei langen Schichtzeiten artefaktfreie Bilder entstehen können, weil es dabei zu einem Bild kommt, das über mehrere Pulsationszyklen gemittelt wird.

Spiraltechnik

Die modernen CT-Geräte zeichnen sich dadurch aus, daß sich die Röhre mit konstanter Geschwindigkeit um den Patienten drehen kann. Es ist gelungen, das Problem der Hochspannungsübertragung an ein bewegtes System durch die Verwendung von Schleifringen zu lösen. Früher wurde die Hochspannung über Hochspannungskabel an die Röhre geführt. Dies erzwang, daß während des Röhrenumlaufs die Kabel aufgewickelt wurden. Deshalb mußte die Röhre auch wieder zurücklaufen, damit die Kabel wieder abgewickelt werden konnten. Während zunächst die Hochspannung nur bei der Hinbewegung der Röhre eingeschaltet war, wurde später auch die Rücklaufphase zur Untersuchung genutzt. Jedoch mußte in jedem Fall die Röhre (und – je nach Konstruktion – auch die Detektoreinheit) beschleunigt und wieder abgebremst werden. Bei den heutigen CT-Geräten läuft die Röhre kontinuierlich um, so daß die Beschleunigungs- und Bremsvorgänge entfallen. Mit der Entwicklung von Hochleistungsröhren war es möglich, die Röhren längere Zeit Röntgenstrahlung erzeugen zu lassen. So konnten kontinuierliche Untersuchungssequenzen für eine Schicht von 8–12 s durchgeführt werden. Dies ermöglichte die Durchführung von dynamischen Studien (Angio-CT) in einer ausgewählten Schicht.

Für die Hochspannungsversorgung der Röhre gibt es 2 technische Lösungen:

- über Schleifringe und Stromabnehmer wird die vom stationären Generator erzeugte Hochspannung von der Röhre abgegriffen,
- der Hochspannungsgenerator läuft mit der Röhre um, so daß nur die Niederspannung über Schleifringe übertragen werden muß.

Die zweite Lösung läßt aber nur eine begrenzte Leistung des Generators zu. Damit wird die Leistungsfähigkeit des Systems beeinträchtigt.

Aufgrund der hohen Belastung der Röhre im Dauerbetrieb muß auch bei der ersten Lösung die Leistung gegenüber dem diskontinuierlichen Betrieb (z. B. 1-s-Schicht mit nachfolgender Kühlungszeit) reduziert werden.

Durch die Möglichkeit, über mehrere Sekunden kontinuierlich messen zu können, lag der Versuch nahe, in dieser Zeit den Patienten unter der Strahlungsquelle zu verschieben, um ein größeres Gebiet untersuchen zu können. Inzwischen werden Abtastzeiten von bis zu 40 s erreicht.

Für die Lunge wird z. Z. die Spiral-CT empfohlen, da damit in einer einzigen Atemstillstands-

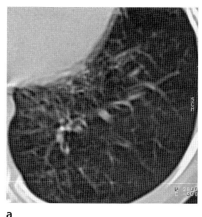
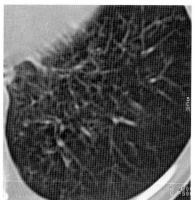

Abb. 1.**3a** u. **b** **Interstitielles Infiltrat bei rezidivierender Bronchopneumonie bei gastroösophagealem Reflux.** (8jähriger Junge). Die Diagnose ist zu stellen, obwohl die Schichten erhebliche Atemartefakte zeigen.

a   b

phase von etwa 24 – 30 s die ganze Lunge untersucht werden kann. Dafür werden jedoch die bisher üblichen Schichtdicken von etwa 10 mm vorausgesetzt. Zu beachten ist, daß bei der Spiraltechnik die effektive Schichtdicke etwa 30 – 50% größer ist als die angegebene technische Einblendung. Damit führt z. B. die Einblendung auf 5 mm bei der Spiral-CT zu einer effektiven Schichtdicke von etwa 8 mm.

Wie oben ausgeführt, erscheint uns dieses Vorgehen aus folgenden Gründen für die normale Lungenuntersuchung und pneumologische Fragestellungen aber als nicht sinnvoll:

- Zur Beantwortung der diagnostischen Problemstellung ist es in aller Regel nicht notwendig, die Lunge „lückenlos" darzustellen.
- Aus strahlenhygienischen Gründen ist eine „lückenlose" Untersuchung auch nicht erstrebenswert und eine Strahlenreduktion ist nicht an allen Geräten möglich.
- Die Verwendung dicker Schichten schränkt das diagnostische Auflösungsvermögen der Untersuchung deutlich ein. Für gezielte Fragestellungen (z. B. Metastasensuche, spezielle Gefäßdarstellungen) und zur Reduktion der benötigten Kontrastmittelmenge ist die Spiraltechnik sehr wertvoll.

Kontrastmittel

Durch die Gabe von intravenösem (i.v.) Kontrastmittel soll in aller Regel die Durchblutung eines Organs sichtbar gemacht werden. Zum einen wird dabei die Anatomie der größeren Gefäße (normaler Verlauf und Aufzweigung oder Verlagerung) und ihre Durchströmung (oder Verlegung – Thrombose –) dargestellt und beurteilbar. Zum anderen kann auch das Kapillarbett – durch die diffuse Dichteanhebung – auf Gleichmäßigkeit bzw. Durchblutungserhöhungen oder -minderungen hin untersucht werden. Dies ist von besonderer Bedeutung, wenn es sich um solide Organe handelt, bei denen der Unterschied zwischen Blut- und Gewebedichte zu gering ist, um alleine kontrastgebend genutzt werden zu können.

Im Thoraxbereich bestehen durch den hohen Luftanteil der Lunge und den Fettgehalt des Mediastinums natürlicherweise schon sehr hohe Nativkontraste. Aufgrund dieser hohen Weichteilkontraste im Thorax wird in aller Regel kein zusätzliches Röntgenkontrastmittel benötigt.

Jedoch gibt es einige Bedingungen und Fragestellungen, bei denen der natürliche Kontrast nicht ausreicht und es sinnvoll ist, zusätzlich zur Nativuntersuchung i.v. Kontrastmittel einzusetzen.

Insbesondere kann es für die Untersuchung bei Kindern bei der Suche nach Fisteln, Fehlbildungen und dadurch bedingtem therapieresistentem Husten sinnvoll sein.

- *Patienten mit sehr geringer Fetteinlagerung im Mediastinum:* Hier ist es sehr schwierig, die mediastinalen Strukturen sicher zuzuordnen und pathologische Prozesse (vergrößerte Lymphknoten, Tumoren) von den Gefäßen, wegen des geringen Dichteunterschieds, zu trennen. Hier kann es sinnvoll sein, die Gefäße mit Kontrastmittel in der Dichte anzuheben und damit abgrenzbar zu machen.

- *Hiläre Prozesse:* Diese sollten sich mit Hilfe von i.v. Kontrastmittel leichter differenzieren lassen. Jedoch gelingt dies – aufgrund der speziellen anatomischen Bedingungen der Hili mit ihren schrägen Bronchial- und Gefäßstrukturen und den damit verbundenen Partialvolumeneffekten – nur bei optimalen Verhältnissen und Untersuchungsbedingungen. Bei diskreten Befunden bleibt deshalb häufig auch nach Kontrastmittelgabe eine diagnostische Unsicherheit bestehen.

- *Arteriovenöse (a.-v.) Fehlbildungen in der Lunge:* Auch sie sind normalerweise nativ alleine schon sehr gut beurteilbar, da sich in der normal belüfteten Lunge die zu- und abführenden Gefäße in ihrem Verlauf und Kaliber gut darstellen.

- *Differenzierung zwischen Tumor und Atelektase:* Hier ist der Einsatz von i.v., wasserlöslichem Kontrastmittel eine Hilfe, da die atelektatische Lunge ein reiches Kapillarbett aufweist und damit deutlich in der Dichte angehoben wird, während solide Tumoren weniger Kontrastmittel aufnehmen.
  Die Dicke der Pleura und ihre Durchblutung ist bei der Unterscheidung von Pleuraerguß bzw. -empyem ein wichtiges differentialdiagnostisches Kriterium. Dieser Befund ist mit Hilfe von Kontrastmittel leichter und sicherer zu erheben als nativ.

Die Indikation des Kontrastmitteleinsatzes, die Art des Kontrastmittels und der Umfang müssen genau überlegt werden. Wichtig ist zu entscheiden, wofür das Kontrastmittel speziell eingesetzt werden soll, wie groß das Untersuchungsgebiet gewählt wird und wie viele Schichten dafür benötigt werden, mit welcher Zeitverzögerung die Untersuchung gegenüber dem Injektionsbeginn begonnen wird.

Beim Einsatz von Kontrastmittel bietet sich die Spiraltechnik an, da man mit minimalen Kontrastmittelmengen in dem meist umschriebenen Untersuchungsgebiet auskommt.

Wenn keine Spiraltechnik zur Verfügung steht, bietet sich eine Schnellserientechnik mit kurzen Schichtwiederholzeiten an. Wir verwenden eine Technik mit 5 s Schichtzwischenzeit, die dem Patienten erlaubt, nach der Abtastung einmal auszuatmen und wieder einzuatmen, bevor die nächste Schicht untersucht wird.

In aller Regel reichen für die Untersuchung thorakaler (mediastinaler oder pulmonaler) Prozesse 50 ml eines 20–30%igen Kontrastmittels, die mit 2 ml/s mit einer Druckspritze in eine Kubitalvene injiziert werden, aus. Die Verzögerung der Aufnahme gegenüber der Injektion beträgt 5–15 s je nach Fragestellung.

Bei Kindern werden Kontrastmittelmengen von 1–1,5–2ml/kg Körpergewicht mit einer Injektionsgeschwindigkeit von 1 ml/s eingesetzt. Bei Kleinkindern unter 10 kg Körpergewicht sollten mindestens 10 ml einer verdünnten (20–28%) Kontrastmittellösung verwendet werden.

Sinnvoll ist es, für diese Fragestellungen ein nichtionisches Kontrastmittel zu verwenden. Dies ergibt sich daraus, daß die Mißempfindungen der Patienten bei diesen Kontrastmitteln deutlich geringer sind und die Einatemtiefe dadurch gegenüber der Nativuntersuchung nur wenig verändert wird. Damit werden die Strukturen in gleicher Schichtposition nativ und nach Kontrastierung dargestellt.

Bei den ionischen Kontrastmitteln führt die Wärmeempfindung und der überraschende, üble Geschmack dazu, daß die Patienten unwillkürlich – und nicht vorhersagbar – anders einatmen und so die gesuchten Strukturen, gerade bei geringer Schichtdicke, nicht sicher wieder gefunden werden können. Ebenso ist das Risiko von Bewegungsartefakten beim Einsatz ionischer Kontrastmittel deutlich erhöht.

Patientenlagerung

Durch das Konstruktionsprinzip des CT-Geräts mit umlaufender Röntgenröhre in einer geschlossenen Abtasteinheit ist die Bewegungs- bzw. fortlaufende Untersuchungsrichtung vorgegeben. Der Patientenvorschub kann nur senkrecht zur Öffnungsebene erfolgen. Es ist (noch) nicht möglich, die Abtasteinheit um mehr als ±30° zu kippen. Auch durch die Aufhängung des Geräts ist es nicht möglich, die Patienten in aufrechter Körperhaltung zu untersuchen. Deshalb können die Patienten nur in liegender Position mit horizontaler Tischverschiebung in dem Gerät kontrolliert bewegt werden.

Bei sehr kooperativen Patienten kann es auch gelingen, in aufrechter Körperhaltung Spezialprojektionen zu erreichen. So kann z. B. die Tracheal- und Bronchialbifurkation in einer Schichtebene dargestellt werden (Abb. 4.**39**). Dabei erhöht sich aber die Strahlenbelastung erheblich, da der Fokus-Objekt-Abstand deutlich reduziert ist. Insbesondere bei Kindern ist zu berücksichtigen, daß bei dieser Einstellung auch weite Teile des Abdomens (Nieren) unvermeidlich – aber unnötigerweise – miterfaßt werden.

Die liegende Position ist aber insofern von Vorteil, als Patienten während der Untersuchung, auch wenn sie länger dauern sollte, entspannt bleiben können. In aller Regel ist die Körperhaltung kein größeres Problem. Im Bereich der Lunge ist dieser Faktor jedoch nicht zu vernachlässigen. Im Unterschied zu anderen Organen ist in der Lunge die regionale Durchblutung und der Flüssigkeitsgehalt auch beim Gesunden stark lageabhängig. Deshalb ist die Wahl der Lagerungsposition bei der Untersuchung der Thoraxorgane nicht ganz einfach. Sie ist von verschiedenen Faktoren abhängig.

Rückenlage

Die physiologischen Aktivitäten der Lunge sind vorwiegend druckgesteuert. Im physiologischen Atemablauf treten nur geringe Druckunterschiede auf, die für alle Transport- und Austauschvorgänge genutzt werden. Daraus läßt sich folgern, daß auch kleine Änderungen der Drücke deutliche Auswirkungen zeigen werden. Die Druckdifferenz zwischen dem mittleren Pulmonalarteriendruck und dem Pulmonalvenendruck beträgt nur 1,2 kPa (12 cm H_2O). Beim Patienten in aufrechter Körperhaltung besteht ein vertikaler Druckgradient von 0,8 kPa (8 cm H_2O), wobei der Druck von oben nach unten zunimmt. Dieser Druckgradient ist schwerkraftabhängig, da bei Schwerelosigkeit eine solche Druckdifferenz und der daraus folgende Unterschied in der regionalen Ventilation nicht mehr nachgewiesen werden kann. Er wird u. a. darauf zurückgeführt, daß die Gewebemasse jedes Lungenabschnitts an dem darüberliegenden aufgehängt ist. Im Gegensatz zu anderen parenchymatösen Organen, die von einer Kapsel umschlossen sind, gibt es in der Lunge keinen inneren Gewebedruck, da über die Atemwege ein ständiger Druckausgleich zur Atmosphäre hin erfolgt. Es finden sich vorwiegend Zugkräfte durch die pleurale Fixierung und die eigene Elastizität. Deshalb kann in der Lunge der schwerkraftbedingte Druckgradient der Ventilation und Perfusion zwischen Lungenbasis und -spitze nicht ausgeglichen werden.

Es können also je nach Größe der Drücke für die Durchblutung und den Flüssigkeitsgehalt unterschiedliche Zonen abgegrenzt werden. Die Basis der Lunge zeigt beim Patienten in aufrechter Körperhaltung die stärkste, die Lungenspitze die schwächste Perfusion. Ganz an der Basis ist der Lungenvenendruck schon so hoch, daß der kombinierte kapillare Druck den kolloidosmotischen übersteigen und eine geringe Ödemzone entstehen kann. Dieses schon physiologische Ödem reduziert den negativen Gewebedruck und führt so zu einer Kaliberreduktion der Gefäßbahn. Diese Vorgänge werden durch die atmungsbedingten Druckverschiebungen überlagert.

Bei Kindern kann es durch die Sedierung zu einer Überflutung der Lunge kommen, die zu diagnostischen Fehlbeurteilungen führen kann.

Aus den genannten Gründen ist zu erwarten, daß auch beim liegenden Patienten in den abhängigen Partien eine Dichteerhöhung der Lunge durch vermehrten Flüssigkeitsgehalt besteht. Dieser Effekt ist bekannt und führt gewöhnlich nicht zu diagnostischen Problemen.

Die Rückenlage des Patienten wird in aller Regel aus praktischen Erwägungen gewählt. Sie ist in unserem Kulturkreis normal und läßt eine stabile, ruhige, entspannte Haltung des Patienten zu. Die Entspannung kann durch Unterpolsterung der Unterschenkel unterstützt werden, weil dadurch die Lendenlordose abgemildert bzw. aufgehoben wird.

Bauchlage

Die Bauchlagerung des Patienten wird nur in Ausnahmefällen benutzt, da sie für die meisten Patienten unbequem ist. Deshalb wird die Untersuchung in Bauchlage in aller Regel nur als ergänzende Untersuchung bei diskreten Veränderungen in den dorsobasalen Lungenabschnitten durchgeführt. Natürlich ist sie auch dann indiziert, wenn der Patient nicht auf dem Rücken liegen kann oder ihm diese Lage aus anderen Gründen angenehm ist.

Zu berücksichtigen ist, daß bei der Bauchlage die Atmung deutlich eingeschränkt ist. Die Brustatmung ist, anders als in Rückenlage, kaum mehr möglich, da die Beweglichkeit der Rippen durch das Körpergewicht behindert ist. Dennoch werden gerade die dorsalen und basalen Lungenabschnitte sehr gut entfaltet und belüftet, so daß diagnostische Aussagen über diesen Bereich gut möglich sind.

Wie oben beschrieben, nimmt die Lungendichte der Schwerkraft entsprechend von oben nach unten, von den nichtabhängigen zu den abhängigen Partien zu, da physiologischerweise der Flüssigkeitsgehalt der Lunge nach unten hin zunimmt.

Wird nun in Rückenlage eine diskrete pleuranahe dorsobasale interstitielle Strukturvermehrung gefunden, so läßt sich in dieser Position allein nicht entscheiden, ob dieser Befund durch z. B. eine interstitielle Fibrose, eine gering ausgeprägte kardiale Stauung oder durch unzureichende Entfaltung der Lunge (ungenügende Inspiration) bedingt ist.

Legt sich der Patient nun auf den Bauch, ändern sich die intrapulmonalen Druckverhältnisse. Die oben liegenden dorsalen Lungenabschnitte werden besser entfaltet und die intrapulmonale Flüssigkeit wird nach ventral verschoben. Dieser Vorgang erfolgt ohne jede zeitliche Verzögerung, da die Lungengefäße sofort auf jede Lageänderung reagieren und die Flüssigkeit passiv ohne Behinderung dem Druckgefälle folgen kann. Wird also nach Umlagerung der dorsale Lungenbefund unverändert nachgewiesen, kann es sich nicht um ein Stauungszeichen, um vermehrte Flüssigkeit handeln. Die Lungenveränderung ist damit Ausdruck eines eindeutig pathologischen, meist fibrosierenden, Prozesses.

Bei interventionellen Eingriffen kann es empfehlenswert sein, den Patienten auf dem Bauch zu lagern. Dies ist insbesondere dann der Fall, wenn z. B. eine Punktion mit langer oder dicker Nadel erfolgen soll. Der Anblick des Punktionsbestecks könnte zu einer unnötigen Beunruhigung des Patienten führen. Die Bauchlage ist notwendig, wenn aus technischen Gründen ein dorsaler Zugang erforderlich ist.

Seitenlage

Bei der Seitenlage ist zu berücksichtigen, daß nur der Lungenflügel richtig entfaltet ist, auf dessen Seite der Patient nicht liegt. Damit kann auch bei wenig kooperationsfähigen Patienten in schwierigen Fällen eine Diagnostik noch ermöglicht werden, auch wenn der Patient nicht in der Lage ist, richtig einzuatmen.

Wenn der Patient aufgrund von Schmerzen lieber auf der Seite liegt, so sollte die Untersuchung auch in Seitenlage erfolgen. Auch so sind diagnostische Aussagen möglich. Wird dieser Patient andererseits zu einer Rückenlage gezwungen, so ist nicht zu erwarten, daß damit das Untersuchungsergebnis verbessert werden kann. Denn durch die Schmerzen wird er kaum in der Lage sein, während des ganzen Untersuchungsablaufs ruhig zu liegen und den Anweisungen zu folgen. Deshalb muß man dann mit erheblichen Bewegungsartefakten und Bildstörungen rechnen, die den diagnostischen Erfolg in Frage stellen können.

Auch bei CT-gestützten Punktionen kann eine Seitenlage empfehlenswert sein, wenn damit der Zugang erleichtert wird.

Bilddarstellung und -dokumentation

Entscheidend für eine angemessene Diagnostik von Lungenprozessen ist die richtige Art der Bildwiedergabe.

Da die Lunge erst sehr spät in das CT-Blickfeld der Radiologen gekommen ist, haben sich die bis dahin üblichen, für die Untersuchung parenchymatöser Organe optimierten Fenstereinstellungen auch auf das Untersuchungsprotokoll der Thoraxorgane übertragen.

Der Thorax zeigt aber im Unterschied zu den Abdominalorganen und dem neuroradiologischen Bereich eine viel größere Streuung der Dichte. Liegen die diagnosewichtigen Dichten z.B. im Neurokranium zwischen 0 HE (Liquor), 40 HE (graue Substanz), 60 HE (Hämatom), >100 HE (Verkalkung), also in einem Spektrum von etwa 100 HE, so ist der Dichteunterschied im Thoraxbereich zwischen freier Luft (–1000 HE) und Verkalkung (100 HE) über eine Größenordnung, d. h. um einen Faktor 10, größer.

2-Fenster-Technik

Doppelfenstertechnik

Diese Darstellungsform bedeutet, daß in einem Bild die Schwarz-Weiß-Skala 2mal durchlaufen wird: In einem Bereich niedriger Dichte zur Darstellung des Lungengewebes werden die Schwarz-Weiß-Grenzen auf –1200 und –400 HE gesetzt und ein zweites Mal in einem dichteren Bereich, zur Beurteilung der Weichteile auf –150 HE für Schwarz und +250 HE für Weiß. Diese Technik ist der Versuch, die große dynamische Breite des Thoraxquerschnitts in den 2 diagnostisch wichtigen Dichtebereichen zu optimieren. Mit dem Weichteilfenster können die Thoraxwand- und Mediastinalstrukturen analysiert werden, und mit dem „Lungenfenster" ist es möglich, die Unterschiede im Luftgehalt darzustellen.

Das besondere Problem dieser Darstellungsform ist jedoch, daß zwischen diesen Dichtebereichen eine weiß-schwarze Grenzlinie auftritt, die keine anatomische Bedeutung hat. Dieser Kantensprung (Abb. 1.4) schafft eine Übergangszone zwischen Lungen- und Weichteilfenster (–400 HE wird weiß und der Bereich bis –150 HE wird schwarz dargestellt), so daß die Strukturen in diesem Zwischenbereich nicht zu analysieren sind. Diese Technik sollte für die Lungendiagnostik nicht mehr verwendet werden, da gerade die wichtigen Grenz- und Übergangsbereiche nicht analysiert und diagnostisch genutzt werden können.

Gewöhnliche 2-Fenster-Darstellungsform

Für die Thoraxdiagnostik werden bis heute für jede Schicht 2 Bilder in 2 unterschiedlichen Fenstern dokumentiert (Abb. 1.5):

- *Weichteilfenster:* Dieses Fenster ist auf die Differenzierung der mediastinalen Weichteile und die der Thoraxwand optimiert. Die gewählten Fensterweiten liegen dafür zwischen 200 und 500 HE. Die Fenstermitte wird dann zwischen 30 und 50 HE gewählt.

Aber bei dieser Fenstereinstellung sind im Bereich von konsolidierten Lungenanteilen bis auf Verkalkungen und Flüssigkeiten Strukturunterschiede nicht zu beurteilen. Dies gilt insbesondere für die Übergangszone zwischen dem verdichteten Bezirk und der normalen Lunge, deren

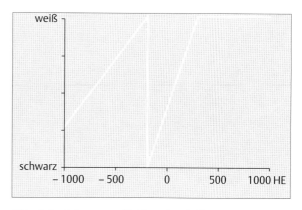

Abb. 1.4 Schwarzweiß-Charakteristik eines Doppelfensters für die Thoraxorgane. Im Bereich des Fensterübergangs entsteht eine weiße und begleitende schwarze Linie sowie eine Zone, die diagnostisch nicht beurteilbar ist (Abb 1.7) (aus Lörcher, U.: Hochauflösende CT-Lungenerkrankungen, Schnetztor, Konstanz 1994).

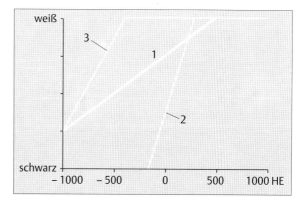

Abb. 1.5 Schwarz-weiß-Charakteristik von (1) Thorax-, (2) Weichteil- und (3) Lungenfenster (aus Lörcher, U.: Hochauflösende CT-Lungenerkrankungen, Schnetztor, Konstanz 1994).

genaue Beurteilung jedoch für die diagnostische Beurteilung von großer Bedeutung ist.

- *Lungenfenster:* Das zweite Bild wird mit einer Fenstereinstellung dokumentiert, die auf das Lungenparenchym, d. h. die niedrige Luft- und Lungendichte, optimiert ist. Dazu werden Fensterweiten von 600–1000 HE bei einem Fenstermittelwert von –800 bis –500 HE empfohlen. Dieses Lungenfenster ist jedoch nur geeignet, Emphysemblasen, zystisch-bullöse Strukturen und feine diffuse alveoläre Verdichtungen, also Unterschiede im Luftgehalt der Lunge, darzustellen. Es ist nicht geeignet, dichtere Lungenveränderungen in ihrer Struktur (Kalkgehalt?) und Umgebungsbeziehung zu analysieren.

Diese Technik übersieht vor allem, daß das Lungenparenchym nicht von den umgebenden Strukturen (Thoraxwand, Hilus und Mediastinum) getrennt beurteilt werden kann. Bei diesem Fenster ist insbesondere der Übergang zwischen Lunge und Pleura nicht beurteilbar. Ebenso geht die Übersichtlichkeit der Bronchialstrukturen sowie der Gefäßanatomie, am deutlichsten im Lungenkern, in der Hilusregion, verloren. Differenzierungen innerhalb solider Lungenbezirke z.B. zwischen Infiltrat, Tumor und Atelektase sind nicht mehr möglich. Die Beurteilung der Lunge muß die Analyse von Weichteilstrukturen (auch über 1 cm Größe) mit einbeziehen, die mit dieser Methode nicht gelingt. Die Untersuchung der Lunge kann sich nicht allein auf die Untersuchung der Luftverteilung beschränken, aber nur die ist mit diesem Fenster möglich.

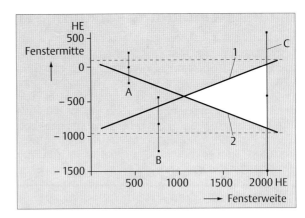

Abb. 1.**6**   **Fenstermitte und -weite.** Sie sind nicht unabhängig voneinander zu wählen. Während die Fensterweite den Bildkontrast bestimmt, legt die Fenstermitte die Helligkeit und den Organ- und Dichtebereich fest, der optimal erkannt werden kann. Sollen alle Thoraxstrukturen beurteilbar sein, so muß die obere Grenze über 50 HE liegen, damit die Fett-Weichteil-Unterschiede erkannt werden können und die untere Grenze unter –950 HE liegt, damit die Luftverteilung beurteilbar ist. Dies gelingt erst, wenn Fenstermitte und -weite so gewählt werden, daß sie im weißen Bereich liegen, d. h., daß die Fensterweite über 1000 HE liegen muß. Weichteilfenster (A) lassen eine Beurteilung der Lungenstruktur nicht zu. Lungenfenster (B) sind nicht in der Lage, Dichteunterschiede in Verdichtungsbereichen der Lunge abzubilden. Ein weites Thoraxfenster (C) erfüllt alle Voraussetzungen für eine diagnostische Abbildung aller Thoraxstrukturen (Abb. 1.**7**) (aus Lörcher, U.: Hochauflösende CT-Lungenerkrankungen, Schnetztor, Konstanz 1994).

1 = Maximum der Fenstermitte bei Lungenfenstern
2 = Minimum der Fenstermitte bei Weichteilfenstern

Einzelfenstertechnik

▮ Thoraxfenster

Mit der Wahl eines geeigneten einzelnen Fensters lassen sich in der Regel alle anatomischen Strukturen regelrecht abbilden und analysieren. Es sind überwiegend 4 Dichteklassen in einem Schnitt vertreten:

- Luft: –1000 HE,
- Fett: –100–10 HE,
- Weichteile: 40–60 HE,
- Knochen: >100 HE.

Die Fensterwahl muß so vorgenommen werden, daß diese Dichteunterschiede diagnostisch genutzt werden können. Ein Fenster muß so gewählt werden, daß die obere Fenstergrenze mindestens den Wert von +100 HE erfaßt, damit die Fett-Weichteil-Unterschiede dargestellt werden können. Zum anderen muß die Untergrenze des Fensters mindestens den Wert –950 HE enthalten, damit die lufthaltigen Zonen beurteilt werden können. Damit ist klar, daß die Fensterbreite sehr weit gewählt werden muß. Erst mit Werten von über 1000 HE

können diese Bedingungen erfüllt werden (Abb. 1.**6**).

Wir empfehlen eine Fensterbreite von 2000 HE und einen Fenstermittelwert von –350 bis –500 HE (Abb. 1.**7**). Diese Werte müssen auf die eigenen Verhältnisse (Sehgewohnheiten, Kamera, Filmentwicklung, Monitor und Leuchtkasten) abgestimmt werden.

Normalerweise reicht die Dokumentation einer Lungenuntersuchung in diesem Fenster aus, um alle diagnostischen Fragen zu behandeln. Zur Verdeutlichung einzelner Strukturen (z. B. mediastinale Lymphome) kann die eine oder andere Schicht zusätzlich mit einem geeigneten Weichteilfenster präsentiert werden.

Zur Differenzierung von Weichteilprozessen kann es notwendig sein, i.v. Kontrastmittel einzusetzen. In diesem Fall empfiehlt sich dann eine Fensterwahl, die auf das Kontrastmittel hin optimiert ist. Unsere Werte liegen dann bei einer Fensterweite von 450–500 HE und einer Fenstermittellage bei etwa 85–120 HE.

Abb. 1.**7 Fenstereinstellungen.** Beim gleichen CT-Bild einer silikotischen Ballung führen unterschiedliche Fenstereinstellungen zu verschiedenen Bildeindrücken und -aussagen.

a Thoraxfenster. Fensterweite 2000 HE, Fenstermitte -500 HE: Die Weichteilstrukturen im Mediastinum, der Thoraxwand sowie die Luftverteilung in der Lunge wie auch der Lungen-Weichteil-Übergang sind zu beurteilen.

b Lungenfenster. Fensterweite 800 HE, Fenstermitte -800 HE: Die Lunge mit ihrer Luftverteilung ist gut beurteilbar; eine Strukturdifferenzierung im Tumor und am Lungen-Weichteil-Übergang ist nicht möglich.

c Weichteilfenster. Fensterweite 450 HE, Fenstermitte 50 HE: Das Mediastinum und die Thoraxwandweichteile mit Gefäßen und Lymphknoten sind gut zu beurteilen. Eine Beurteilung des Lungen-Weichteil-Übergangs ist nicht möglich.

d Doppelfenster. Bei dieser Einstellung sind in einem Bild das Weichteil- und das Lungenfenster kombiniert mit ihren Vorteilen. Es entsteht aber an der Grenze zwischen beiden Fenstern eine störende Hell-Dunkel-Zone, die einen nicht beurteilbaren Saum erzeugt.

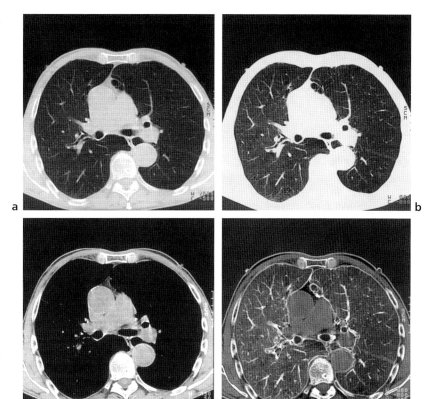

2 Anatomie

Mediastinum

Die Beurteilung des Mediastinums läßt sich in 3 Bereiche untergliedern und so auch vereinfachen. Der obere Anteil reicht vom Sternalrand bis zur Trachealbifurkation, der mittlere Abschnitt reicht bis zur Einmündung der Lungenvenen in den linken Vorhof und der untere Teil bis zum Zwerchfell.

In einem weiteren Schritt erfolgt dann die Beurteilung der Wirbelsäule und ihrer direkten Umgebung.

Natürlicherweise verfügt das Mediastinum durch die Fettlamellen über einen Gewebekontrast, der die Beurteilung der anatomischem Verhältnisse sehr erleichtert. Das Fett dient mit dem Herzbeutel hier wie an anderen Stellen des Körpers als Verschiebeschicht und Pufferzone zwischen den Organen, die hier die großen Gefäße und das Herz sind. Sie fängt einerseits die hohe Eigenbewegung der Gefäße ab und gleicht andererseits die Spannung aus, die durch die Verziehung und Stauchung des Mediastinums bei der Atmung auftritt. Die geringe Anzahl der anatomischen Strukturen im Mediastinum (große Gefäße, Herz und Herzbeutel, Luft- und Speiseröhre) erleichtert die Beurteilung und Zuordnung ganz wesentlich. Die Gefäße lassen sich gut zuordnen, wenn man die Lage eines Markierungspunkts (Cursor) in bezug zu den Strukturen über die nächsten Schichten verfolgt.

Der obere Mediastinalraum – bis zur Trachealbifurkation – läßt sich in 3 Zonen unterteilen:

- *Ventral der Trachea finden sich:*
  - V. brachiocephalica links,
  - V. brachiocephalica rechts,
  - V. cava superior,
  - Thymus,
  - Aorta ascendens,
  - oberer retroaortaler Perikardrezessus,
  - Truncus brachiocephalicus,
  - A. carotis links,
  - A. subclavia links.

- *In der Ebene der Trachea finden sich:*
  - Bogen der V. azygos,
  - Aortenbogen.

- *Dorsal der Trachea finden sich:*
  - Speiseröhre,
  - V. azygos,
  - V. intercostalis superior rechts.

Die Beurteilung beginnt am einfachsten auf der Schicht mit dem Aortenbogen. Hier sind nur 2 Gefäßstrukturen zu finden: Aortenbogen und obere Hohlvene.

In den darüber liegenden Schichten sind dann nur 5 Gefäße abzugrenzen: A. subclavia links, A. carotis links, Truncus brachiocephalicus, rechts daneben V. brachiocephalica rechts und quer vor diesen Gefäßen die V. brachiocephalica links.

Weitere Strukturen sind in dieser Höhe nicht zu erwarten. Eine große Schilddrüse kann sich zwischen die Kopf-Hals-Gefäße schieben. Aber dieses Organ ist durch die enge Beziehung zur Luftröhre und in den weiter kranial liegenden Schichten (häufig auch durch die höhere Dichte) gut zu identifizieren.

Der Thymus liegt unterhalb der V. brachiocephalica links im vorderen mediastinalen Fett und liegt dem Aortenbogen ventral auf. Er ist glatt begrenzt und weist eine umgekehrte V-Form auf. In Bauchlage zeigt sich, daß der Thymus keine formfeste Struktur ist, sondern sich zu einem rundlichen bis quaderförmigen Weichteilblock umformen kann.

Alle weiteren rundlichen Strukturen müssen als nicht physiologisch angesehen werden und entsprechen in aller Regel vergrößerten Lymphknoten. Dabei wurde nachgewiesen, daß in der Entdeckung und Beurteilung von mediastinalen Lymphknoten eine Untersuchung mit 5 mm Schichtdicke ohne Kontrastmittel einer solchen mit 10 mm Schichtdicke und Kontrastmittel überlegen ist (s. Kap. 1).

Oberhalb der Trachealbifurkation zieht auf der rechten Seite über den rechten Hauptbronchus an der Trachea entlang die V. azygos, die in dieser Höhe in die obere Hohlvene einmündet. Direkt unterhalb des Aortenbogens liegt an die Aorta ascendens dorsal angeschmiegt ein sichel- bis halbmondförmiger kleiner Rezessus des Perikards. Er läßt sich von pathologisch vergrößerten Lymphknoten neben seiner engen Beziehung zur Aorta ascendens dadurch unterscheiden, daß er zur Aorta hin nicht konvex, sondern konkav ist.

Die typischen Lokalisationen vergrößerter Lymphknoten sind:

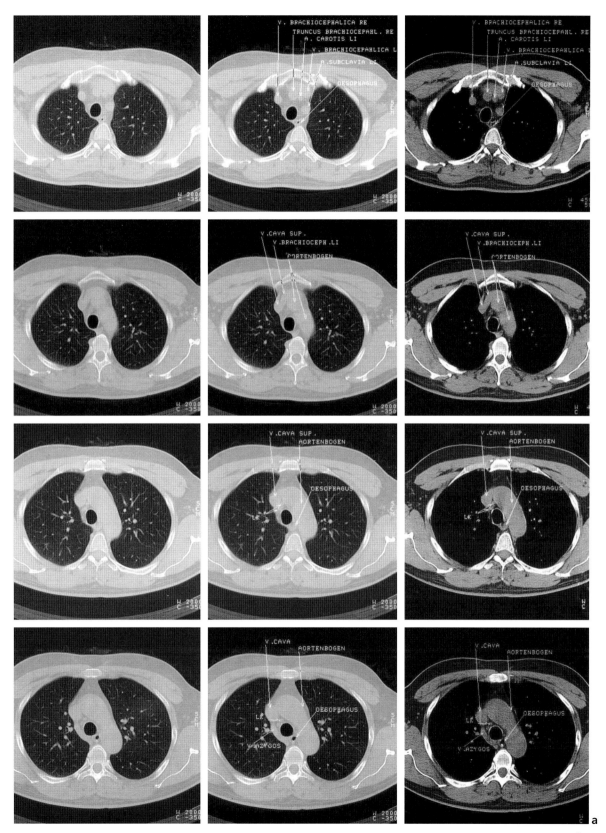

Abb. 2.**1a – d** **Computertomographische Anatomie der Thoraxstrukturen.** ▶

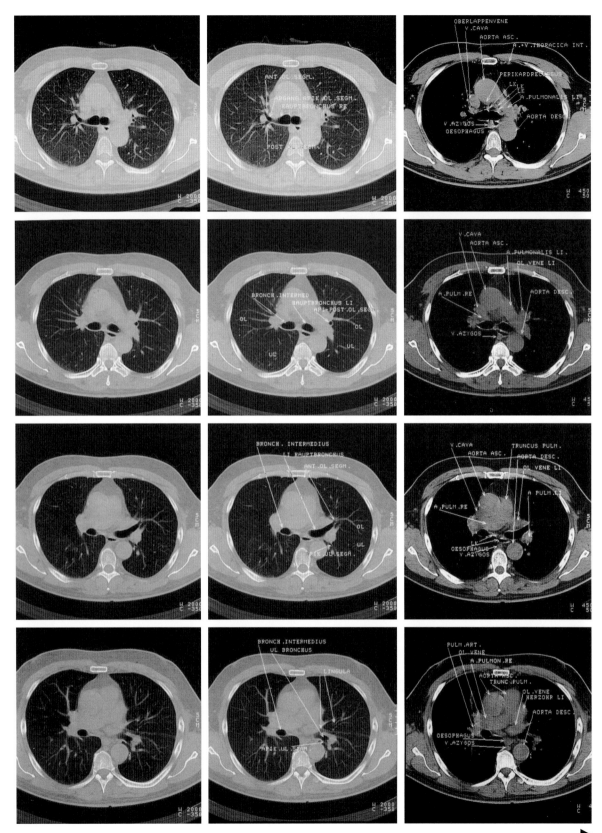

Abb. 2.**1b** ▶

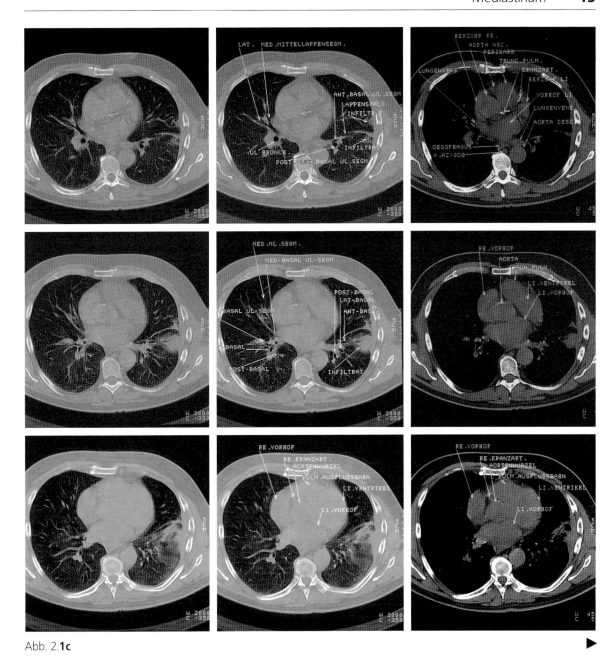

Abb. 2.**1c** ▶

- der Raum zwischen oberer Hohlvene, Luftröhre und Aortenbogen,
- der Raum zwischen V.-azygos-Bogen und Trachea,
- die Zone direkt vor der Trachealbifurkation,
- der Raum unter dem Aortenbogen (aortopulmonales Fenster),
- epidiaphragmal im vorderen Herz-Zwerchfell-Winkel,
- Hilus.

Die Lokalisationen wurden durch die American Thoracic Society eingeordnet und klassifiziert (Abb. 2.**2**).

Mittlerer Mediastinalraum

In Höhe der Trachealbifurkation bildet die linke Pulmonalarterie den linken Mediastinalrand. Sie zieht von ventral über den linken Hauptbronchus nach dorsal und liegt somit höher als der rechte Pulmonalisast, der eine Schicht tiefer vor dem rechten Haupt- und Zwischenbronchus verläuft. In dieser Höhe ist der Truncus pulmonalis und seine 2 Hauptäste an der charakteristischen Lambdaform leicht zu erkennen. Rechts neben dem Pulmonalishauptstamm liegt die Aorta ascendens und lateral bis laterodorsal die obere Hohlvene.

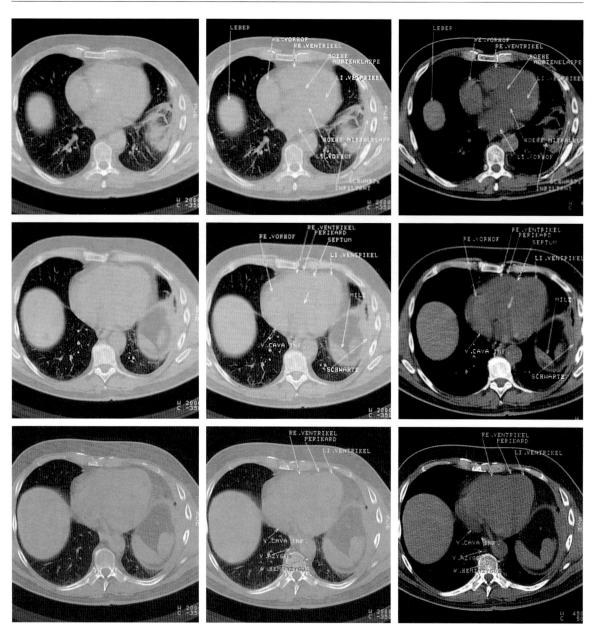

Abb. 2.**1d**

Zwischen oberer Hohlvene und rechtem Pulmonalisast liegt an der Mediastinalgrenze die obere rechte Lungenvene. Die linke Lungenvene verläuft vor, d. h. ventral von dem linken Hauptbronchus. Auf den tieferen Schichten läßt sich dann die Beziehung dieser Lungenvenen zum linken Vorhof finden.

Die hintere mediastinale Pleuraumschlagsfalte (Recessus azygo-oesophagealis) verläuft konkav um den Zwischenbronchus in den infrakarinalen Raum bis zur Speiseröhre und V. azygos. Ist diese Konkavität aufgehoben oder gar ein konvexbogiger Verlauf zu erkennen, so ist die normale Anatomie aufgehoben. Meist liegen hier vergrößerte infraka-

rinale Lymphknoten. Selten findet sich eine Vergrößerung der Speiseröhre z.B. Achalasie oder Ösophaguskarzinom, die jeweils zu einer konvexbogigen Verlagerung der pleuralen Umschlagsfalte nach rechts führt.

Abb. 2.2 Lymphknotenstationen. Einteilung nach der American Thoracic Society.
   2 oben paratracheal
   4 unten paratracheal
   5 aortopulmonal
   7 subkarinal
   8 paraösophageal
10 tracheobronchial
11 intrapulmonal

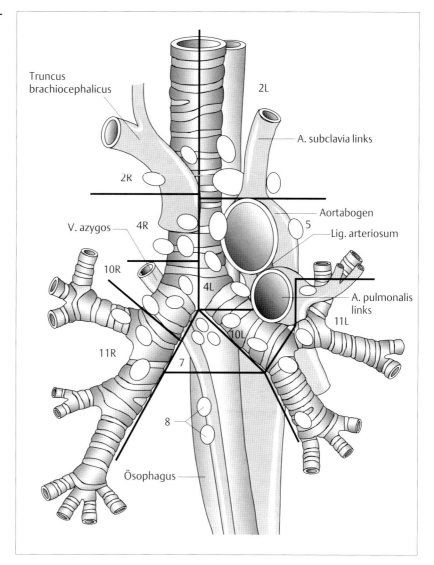

Trachea

Tabelle 2.1 Länge und Durchmesser der Trachea

	Länge	Durch-messer
Neugeborene	4 cm (bis BWK 4)	6 mm
Schulkinder	6 cm	6–15 mm
Erwachsene	12 cm	15–20 mm

Die Fläche des Tracheallumens nimmt vom Säuglings- bis zum Erwachsenenalter um das 10fache, das Lungenvolumen um das 20- bis 30fache zu. Bei normaler In- und Exspiration kann eine kurzzeitige Einengung der Trachea beim Säugling bis zu 50% des Lumens auftreten. Etwa 6–9 cm unterhalb der oberen Thoraxapertur teilt sich in den CT-Schnitten die Trachea beim Erwachsenen in die beiden Hauptbronchien. Der rechte Hauptbronchus ist ca. 2,2 cm, der linke ca. 5 cm lang (weitere Maße in Tab. 2.2).

Vor dem Eintritt der Hauptbronchien in die Lunge schließen sich die Knorpelspangen zu einem Ring; die membröse Hinterwand fehlt. Ab hier inserieren die Muskeln nicht mehr wie in der Trachea an den Enden der Knorpelspangen, sondern bilden an deren Innenseite ein Fasergitter, so daß das Bronchiallumen durch Muskelkontraktion verschlossen werden kann.

Tabelle 2.2 Einteilung und Maße des Bronchialsystems (modif. nach Bates, D. V., P. T. Macklem, R. V. Christie: Respiratory Function in Desease. Saunders, Philadelphia 1971)

Struktur	Generationen	Anzahl	Durchmesser	Normalbefund (erkennbar in der HR-CT)
Trachea	0		2,5 cm	ja
Hauptbronchien	1	2	11 – 19 mm	ja
Lappenbronchien	2 – 3	5	4,5 – 13,5 mm	ja
Segmentbronchien	3 – 6	19	4,5 – 6,5 mm	ja
Subsegmentbronchien	4 – 7	38	3 – 6 mm	ja
Bronchien	2 – 6	variabel	variabel	bis 1,5 mm
Terminale Bronchien	3 – 7	1000	1 mm	
Bronchiolen	5 – 14	variabel	variabel	
Bronchioli terminalis	6 – 15	35 000	0,65 mm	
Bronchioli respiratorii		variabel	variabel	
Terminale Bronchioli respiratorii	1 – 8	630 000	0,45 mm	
Ductuli und Sacculi alveolares	2 – 9	14 × 10⁶	0,4 mm	
Alveolen	4 – 12	300 × 10⁶	0,25 – 0,3 mm	
Septum des sekundären Lobulus			0,1 mm	ja
Pulmonale Venen im Septum			0,5 mm	ja
Azinäre Arterien			>3 – 5 mm	ja

sekundärer Lobulus 1 – 2,5 mm

Azinus Erwachsene: 0,6 – 1 mm; Kind 7 Jahre: 0,4 mm; Kind 2 Monate: 0,2 mm

Bronchialsystem

Die Orientierung gelingt am leichtesten, wenn man mit der rechten Seite und der Identifizierung des rechten Oberlappenbronchus beginnt. Unterhalb der Trachealbifurkation verläuft er fast horizontal nach rechts. In dieser Höhe ist der linke Hauptbronchus direkt daneben oval abgrenzbar. In dieser Schicht findet sich auch der anteriore Oberlappensegmentbronchus, der fast senkrecht nach ventral verläuft. Zuweilen wird er mit dem Mittellappenbronchus verwechselt, der eine ähnliche Verlaufsrichtung aufweist, aber etwa 3 cm weiter kaudal verläuft. In den kranial darüber liegenden Schichten ist dann der apikale Oberlappensegmentbronchus als Ringstruktur zu erkennen und zu verfolgen. Der posteriore Oberlappensegmentbronchus zweigt häufig erst vom apikalen Segmentbronchus ab. Manchmal ist er, nach dorsolateral verlaufend, auch in der gleichen Schicht zu finden, wie der anteriore Oberlappensegmentbronchus.

Nach Abgang der Oberlappenbronchien ist der Zwischenbronchus gut als Ringstruktur oder quer-oval zu erkennen. Er findet sich in der gleichen Schicht wie der horizontale Teil des linken Hauptbronchus und liegt dorsal der rechten Pulmonalarterie. Erst in darunter liegenden Schichten sind die Mittel- und Unterlappensegmentbronchien zu finden. Charakteristisch ist der Abgang des apikalen Unterlappensegmentbronchus. Er verläuft nach dorsal gerichtet und teilt sich relativ früh in Subsegmentbronchien. In dieser Schicht liegt auch der Abgang des Mittellappenbronchus nach ventrolateral, der sich in den medialen und lateralen Segmentbronchus teilt. In dieser Höhe ist linksseitig der Hauptbronchus nicht mehr nachweisbar.

Darunter kommt der Unterlappenbronchus zur Darstellung, der sich in die Bronchien der basalen Unterlappensegmente (medio-, antero-, latero- und posterobasal) aufzweigt. Die Segmentaufteilung ist sehr variabel. Teilweise haben der latero- und der posterobasale Segmentbronchus einen gemeinsamen Stamm. Manchmal zweigt der laterobasale Segmentbronchus auch vom anterobasalen ab.

Auf der linken Seite liegt der Hauptbronchus tiefer als rechts, da die Pulmonalarterie darüber verläuft. In der Regel stellt sich der anteriore Segmentbronchus nicht parallel zur Schichtebene dar, im Unterschied zur rechten Seite, so daß er nicht so gut abgrenzbar ist. Der apiko-posteriore Oberlappensegmentbronchus ist in den darüber liegenden Schichten direkt neben der Pulmonalarterie zu finden.

Wie auf der rechten Seite, ist der apikale Unterlappensegmentbronchus leicht zu finden. Er ist durch seine posteriore Verlaufsrichtung gekennzeichnet. In Höhe des Abgangs dieses Bronchus ist auch der Abgang des Lingulabronchus. Dieser ist in den dicken und mitteldicken Schichten nur selten richtig abgrenzbar. Jedoch kann sein Verlauf an den zugehörigen Gefäßen abgeschätzt werden.

Auch auf der linken Seite ist der Aufzweigungsmodus der Unterlappensegmentbronchien sehr variabel. Aber auch hier lassen sich diese Segmentbronchien als Ringstrukturen gut abgrenzen, da sie fast senkrecht zur Schichtebene verlaufen.

Nach der Knorpelausbildung gliedert sich der Bronchialbaum in Bronchien und Bronchiolen. Bronchien liegen proximal der letzten Knorpelplättchen, Bronchiolen distal davon. Während die großen Bonchien auch bei massivem Lungenkollaps offenbleiben, kollabieren die kleinen Bronchien ebenso wie die Bronchiolen und die Alveolen. Die normalen Bronchien sind computertomographisch bei Kindern und Erwachsenen (Ausnahme: Kleinkindalter) bis zum letzten Drittel der Lungenperipherie nachweisbar, also bis zu den Bronchioli terminalis. Pathologisch verdickte periphere Bronchien und Bronchiolen sowie das umgebende Gewebe können ebenfalls beurteilt werden.

Lunge, Lappen, Segmente

Die Anatomie der Lunge wird durch die Struktur des Lungenbindegewebes bestimmt. Das Lungenbindegewebe, das Interstitium, ist ein Fasernetzwerk, das das ganze Organ von der Lungenwurzel bis zur Pleura durchzieht. Es ist das Stützgerüst, an dessen Faserzügen die für den alveolären Gasaustausch wichtigen Membranen aufgespannt sind und das die Leitstruktur für die Lungengefäße und Bronchien darstellt.

Es wird in 3 Kompartments unterteilt (Abb. 2.**3**):

- axiales Bindegewebe,
- peripheres Bindegewebe,
- Alveolarwand.

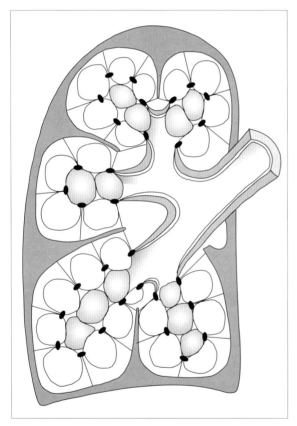

Abb. 2.**3** Schematische Darstellung und Einteilung des Lungeninterstitiums.
Axiales Bindegewebe: Faserscheide für die bronchialen Luftwege und die Lungenarterien.
Peripheres Bindegewebe: Pleura, inter- und intralobuläre Septen mit der venösen Lungenstrombahn.
Alveolarwand mit ihrem Faserskelett.
Alle 3 Bindegewebskompartimente stehen untereinander in Verbindung, so daß z.B. Flüssigkeiten zwischen ihnen ausgetauscht werden können (mod. nach Weibel, E.R., J. Gil: Component parts of pulmonary interstitium. In West, J.B.: Bioengineering Aspects of the Lung. Dekker, New York 1977).

Axiales Bindegewebe

Dies ist die Scheide für die Luftwege und die sie begleitenden arteriellen Gefäße des Lungenkreislaufs. In dieses Bindegewebe sind auch die großen Lymphgefäße eingebettet, die entlang dem Gefäß-Bronchus-Bündel zum Hilus ziehen. Dort setzt sich das axiale Bindegewebe direkt in das mediastinale Bindegewebe fort. Es ist aber nicht „offen" gegenüber dem Mediastinum, sondern am mediastinalen Übergang ist die bindegewebige Scheide mit den Gefäßen so verwachsen, daß peribronchovaskuläre Prozesse der Lunge kaum auf das Mediastinum und umgekehrt mediastinale Prozesse kaum auf die Lunge übergreifen können. Darum findet sich einerseits selbst bei ausgedehntem interstitiellem Ödem der Lunge keine erkennbare Dichteerhöhung des mediastinalen Fettgewebes, und andererseits setzt sich auch ein Mediastinalemphysem kaum peribronchial in die Lungenperipherie fort.

Dieses axiale Bindegewebe stellt sowohl in der klassischen Radiologie, der Übersichtsaufnahme, wie auch in der CT das sichtbare anatomische Gerüst der Lunge dar. Insbesondere in der Übersichtsaufnahme lassen sich pathologische Veränderungen fast ausschließlich an Veränderungen und Störungen dieser Leitstrukturen erkennen.

Peripheres Bindegewebe

Es bildet die bindegewebige Grundlage der viszeralen Pleura, sowohl an der Thoraxwand, am Mediastinum, als auch an den Lappengrenzen. Von dort ziehen die Faserzüge nach zentral, bilden die Grundstruktur für die Septen der Lappen und Läppchen. Dieser Anteil des Interstitiums ist unter normalen Bedingungen kaum sichtbar. Dies gilt für die klassische Übersichtsaufnahme wie für die CT. Aber bei Veränderungen, die sich in diesem Kompartment abspielen, werden die Grenzen der sekundären Lobuli betont als Netz- und Linienmuster dargestellt. In der Übersichtsaufnahme entspricht dies den Kerley-Linien (A-, B- und C-Linien). Die Bedeutung des sekundären Lobulus für die Struktur und Röntgenanatomie der Lunge hat vor allem Heitzman herausgearbeitet. Diese Septen tragen die venösen Elemente des Pulmonalkreislaufs und die peripheren Lymphgefäße, die zur Pleura hin drainieren und über die Pleura zu den hilären Lymphknoten abgeleitet werden. Es ist bemerkenswert, daß wahrscheinlich durch diese Lymphdrainage, einerseits nach pleural und andererseits im axialen Bindegewebe entlang dem bronchovaskulären Bündel, eine Regionalisierung des Lungenquerschnitts bewirkt wird. Diese anatomische Grundlage ist differentialdiagnostisch interessant, da verschiedene lungenpathologische Prozesse sich betont in dieser subpleuralen Zone ausbreiten, wie z. B. die idiopathische Lungenfibrose, während andere Erkrankungen (z. B. allergische und immunologische) auf den Lungenkern beschränkt bleiben und den subpleuralen Raum aussparen.

Nur im Bereich der Umschlagsfalte der Pleura am Mediastinum, am Lig. pulmonale, geht das periphere Bindegewebe direkt in das axiale über.

Alveolarwand

Sie ist auf den Gasaustausch hin optimiert. Das bedeutet, daß die Wand so dünn wie möglich sein muß. Deshalb ist in diesem Bereich das Bindegewebe nur soweit ausgelegt, wie es zum Strukturerhalt, als Stütze, unbedingt notwendig ist. Die einzelnen, dünnen, kurzen Bindegewebsfasern stellen die strukturelle Verbindung zwischen dem axialen und peripheren Bindegewebe her. Die Kapillaren winden sich um diese Fasern, so daß die Alveolarmembran an der „dünnen" Seite immer direkt mit der Kapillarmembran zum Gasaustausch verbunden ist und nur an der anderen, der „dicken" Seite Kontakt mit einer stützenden Bindegewebsfaser hat. Nur an der dicken Seite kann z. B. eine Flüssigkeitsbeladung des Interstitiums erfolgen. Die andere Seite bleibt frei, weil hier kein Bindegewebe existiert. Dies könnte erklären, warum bei einem interstitiellen Lungenödem der pulmonale Gasaustausch erst spät beeinträchtigt sein kann, da auf der Seite des Gasaustausches keine Flüssigkeitseinlagerung besteht. Erst wenn die Flüssigkeit in den Alveolarraum einbricht, ändern sich schlagartig die Diffusionsparameter und das klinische Bild.

Dieser Teil des Interstitiums ist so fein, daß er unter gewöhnlichen Bedingungen radiologisch nicht sichtbar ist. In der Übersichtsaufnahme wird er einfach ununterscheidbar überlagert. In der CT läßt sich dieser Raum durch die radiologische Dichte indirekt erfassen. Verdickungen der Alveolarwände sind so fein, daß sie durch die CT unabhängig von der Schichtdicke nicht direkt sichtbar gemacht werden können. Sie tragen nur zur Dichteerhöhung im einzelnen Volumenelement bei, da sich mit der Verdickung der Alveolarwände das Luft-/Gewebeverhältnis in der Lunge in Richtung eines höheren Gewebeanteils verschiebt. Die Schichtdicke ist – auch bei einer 1-mm-Schicht – groß gegenüber dem Alveolardurchmesser (< 0,3 mm) und besonders gegenüber der Dicke der Alveolarwand (< 0,01 mm). Die CT kann daher bei Veränderungen im Alveolarraum nicht zwischen isolierter Verdickung der Alveolarwände einerseits und partiellem Kollaps oder partieller Füllung der Alveolarräume der Lunge andererseits unterscheiden.

Die Entwicklung der Alveolen aus den Sacculi terminalis beginnt in der späten Fetalzeit und endet erst im 8. Lebensjahr. Während der ersten 3 Lebensjahre nimmt die Lunge nicht durch Vergrößerung der Alveolen, sondern durch Vermehrung der Alveolenzahl an Größe zu. Nach dem 8. Lebensjahr findet kaum noch eine Vermehrung, sondern nur noch eine Größenzunahme der Alveolen statt. Die Zahl der Alveolen beträgt beim reifen Neugeborenen ca. 24 Mio., sie wird in 3 Monaten verdreifacht, mit 8 Jahren ist die endgültige Zahl von 300 Mio. erreicht. Die Atemfläche der Lunge als Gesamtoberfläche der Alveolen beträgt beim Neugeborenen ca. 2,8 qm, beim Erwachsenen beträgt sie ca. 45 – 100 qm (Faustregel: Atemfläche in qm in jedem Lebensalter entspricht dem Körpergewicht in kg).

Wie beschrieben, stehen alle 3 Bindegewebskompartmente untereinander in Verbindung, so daß etwa vermehrte Flüssigkeit zwischen ihnen ausgetauscht werden kann oder sich in allen Kompartmenten ausbreitet. Aber gegenüber dem mediastinalen Bindegewebe ist das Lungenbindegewebe durch Faszien abgegrenzt. Damit greifen pulmonale Prozesse nur selten und erst nach Überwindung oder Destruktion dieser Grenze auf das Mediastinum über.

Das anatomische Bild der Lunge wird computertomographisch vor allem durch das axiale Bindegewebe bestimmt und dabei durch die Leitstruktur der arteriellen Blutleiter. Das Bronchialsystem ist – wie bei der Übersichtsaufnahme – nur unter besonderen Voraussetzungen sichtbar. Wie oben beschrieben, definieren die gut sichtbaren zentralen bronchialen Strukturen die segmentale Zuordnung. In der Lungenperipherie ist dann die genaue Zuordnung zu den einzelnen (Sub-)Segmenten häufig nicht mehr exakt möglich. Aber der Gefäßverlust in der Segmentperipherie kennzeichnet dann die Grenze zwischen den Segmenten und Lappen. Auch wenn der Lappenspalt (wegen z.B. schrägem Verlauf innerhalb der Schicht) nicht mehr direkt sichtbar ist, so läßt sich die Lappengrenze an der peripheren Gefäßarmut (dunkle Zone) recht sicher bestimmen. Wie beschrieben, steigt die Abbildbarkeit der Lappengrenzen und kleinen Bronchien mit Abnahme der Schichtdicke. Erkauft wird aber die bessere Abbildung dieser Strukturen mit einer schlechteren Bestimmbarkeit der Gefäße.

Segmente

Die bronchopulmonalen Segmente sind die topographischen Einheiten der Lunge. In der linken Lunge finden sich 8, in der rechten Lunge 10 Segmente. Die Segmente stellen keine Funktionseinheit dar, da sie nicht bindegewebig voneinander abgegrenzt sind. Ein bronchopulmonales Segment ist das gesamte Aufteilungsgebiet eines Lappenbronchus. Während die ein Segment versorgenden Arterien in der Regel den Segmentbronchus begleiten, liegen die Venen am Rande des Segments, so daß durch sie die einzelnen Segmente voneinander differenzierbar sind. Benachbarte Segmente teilen sich venöse und lymphatische Strombahnen. Die zentralen Pulmonalarterien sind in der HR-CT als runde bis ovale Strukturen neben den dünnwandigen Bronchien zu erkennen. Durchmesser von Gefäß und Bronchus sind normalerweise gleich. In der Peripherie bilden arterielle Gefäße und Bronchien ein feines symmetrisches Netz, je nach Anschnitt als Punkt oder Linie dargestellt. Eine Verdickung des peribronchialen oder perivaskulären Interstitiums kann dieses feine Netz zerstören. Bronchien < 2 mm Durchmesser sind in der HR-CT nicht darstellbar.

Das Kapillarbett der Bronchien- und Bronchiolenwand wird über die Rr. bronchiales versorgt, die zu beiden Seiten der Muskelschicht ein Geflecht bilden. Das Kapillarbett der Bronchien und Bronchiolen wird in die Pulmonalvenen entleert, wobei sich an jeder Gabelung des Bronchialsegments 2 Venenäste vereinigen.

Lymphknoten finden sich zwischen den Knorpelplättchen, an deren Innenseiten und zu beiden Seiten der Muskelschicht. Lymphgefäße beginnen im Bereich der Bronchioli respiratorii und terminalis und sind an der Wand der Bronchien und Bronchiolen reichlich vorhanden. Sie fehlen in der Alveolarwand.

Der primäre Lobulus ist die kleinste Lungeneinheit und umfaßt einen Bronchiolus respiratorius einschließlich der 10–20 Alveolen. Die Alveolen sind röntgenmorphologisch und in der HR-CT nicht sichtbar. Die respiratorische Einheit, in der Perfusion und Ventilation aufeinander abgestimmt werden, ist der Azinus. Er besteht aus der Verzweigung eines Bronchiolus terminalis mit Bronchioli respiratorii, Ductus und Saccus alveolares mit den Alveolen, einschließlich Gefäße, Nerven und Bindegewebe.

3–12 Azini bilden einen sekundären Lobulus (Abb. 2.4). Als Azinus wird also das von dem Bronchiolus terminalis versorgte Lungenareal bezeichnet. Die Azini haben bei Erwachsenen einen Durchmesser von 0,6–1,0 cm, sie variieren in Größe und Form und enthalten ca. 400 Alveolen. Sie sind in der HR-CT nicht differenzierbar. Ist der Azinus infiltriert, erscheint er röntgenologisch als runder Fleckschatten mit einem Durchmesser von ca. 5 mm auf dem konventionellen Röntgenbild, in der HR-CT ist er in 90% der Fälle abgrenzbar. Innerhalb eines Azinus können 3–8 Generationen Bronchioli respiratorii vorhanden sein. Sie sind teilweise mit Alveolen besetzt, die direkt in das Lumen münden. Keine dieser Einheiten wird von den benachbarten durch bindegewebige Septen getrennt. Die einzelnen Azini und Lobuli sind über die Kohn-Poren (Alveolarporen), direkte Luftwegsanastomosen und zusätzliche Kommunikationswege (Lambert-Kanäle) zwischen den distalen Bronchiolen und benachbarten Alveolen verbunden. Die Bronchiolen 1. Ordnung und der arterielle Gefäßstamm messen ca. 0,5 mm im Durchmesser und sind deshalb in der HR-CT erkennbar.

Sekundärer Lobulus

Der sekundäre Lobulus (Abb. 2.4) ist die physiologisch wichtigste funktionelle Einheit. Er enthält 30–50 primäre Lobuli und wird mit einem Durchmesser von 1,0–2,5 cm in der Peripherie in der HR-CT erkennbar. Der sekundäre Lobulus ist der kleinste, von bindegewebigen Septen umgebene Anteil des Lungenparenchyms. Diese Septen sind in der Lungenperipherie röntgenologisch sichtbar, besonders wenn sie verdickt sind (Kerley-Linien). Die Septen enthalten die pulmonalen Venen und Lymphwege und haben einen größeren Durchmesser (0,1 mm) als Interlobärsepten. Dagegen sind sonst Gefäße und andere Strukturen aufgrund ihres Verlaufs erst zu erkennen, wenn ihr Durchmesser mehr als 0,3–0,5 mm beträgt. Eine 1mm dicke Bronchiole versorgt den sekundären Lobulus, die Dicke der Wand beträgt $^1/_6$–$^1/_{10}$ davon, also etwa 0,15 mm, was der Grenze des Auflösungsvermögens in der HR-CT entspricht. Intralobuläre Bronchien sind normalerweise nicht sichtbar, und Bronchien oder Bronchiolen sieht man in den letzten 2–3 cm der Lungenperipherie aufgrund ihres kleinen Durchmessers nicht mehr.

Zwerchfell

Die Zwerchfellkontur ist in den verschiedenen Altersstufen und auch interindividuell äußerst variabel (Abb. 2.5). Normalerweise bildet jedes Hemidiaphragma einen glatten kuppelförmigen Bogen, bestehend aus einer Sehnenplatte und muskulären Anteilen, die an den Rippen, dem Brust-

Abb.2.**4a – d Lymphangiosis carcinomatosa.** Typische Verdickung der Septen, die zu einer polygonalen Zeichnungsvermehrung führt, sowie die typische unregelmäßige, teils knotige, Verdickung der Gefäßbronchusbündel bei einer vorwiegend einseitigen Lymphangiosis carcinomatosa bei großzelligem Karzinom des Unterlappens. Die polygonale septale Struktur zeigt die Septen des sekundären Lobulus, der einen durchschnittlichen Querschnitt von etwa 15 mm Durchmesser hat.

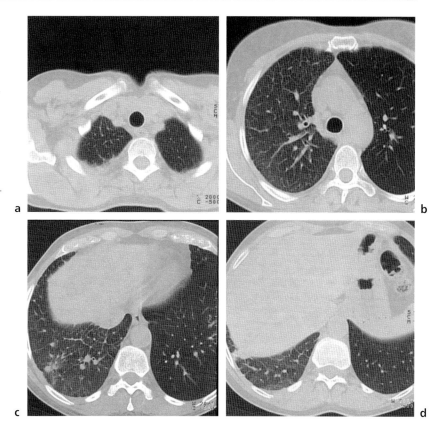

Abb. 2.**5 Normale Zwerchfellanatomie.**
Normale Lücken:
1 Hiatus aorticus
2 Hiatus oesophageus
3 Foramen venae cavae
Pathologische Lücken:
4 Morgagni-Spalte
5 Larrey-Spalte
6 peritoneoperikardiale Lücke
7 Trigonum lumbocostale (Bochdalek)
8 peritonealer Defekt

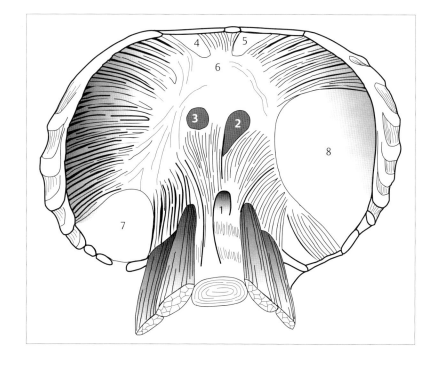

bein und den Lendenwirbeln ihren Ursprung haben. Sind Wölbungen oder Teilkuppeln zu sehen, spricht das in der Regel für eine mangelhafte Ausbildung der Muskelpfeiler (partielle Eventration). Zwischen Thorax und Abdominalraum sind mehrere Öffnungen vorhanden, die als angeborene Entwicklungsstörungen des Zwerchfells oder bei Erweiterungen zu Bruchpforten werden können. Ventral und medial findet sich das paarig angelegte Trigonum sternocostale (Morgagni); eine Bruchpforte ist rechts häufiger. Die häufigste Bruchpforte ist der zentral gelegene Hiatus oesophageus. Dorsal und lateral kann das ebenfalls paarig angelegte Trigonum lumbocostale (Hiatus pleuroperitonealis Bochdalek) relativ selten und dann bevorzugt links (Leber rechts) Ursache für eine angeborene Hernie sein. Eine weitere angeborene Entwicklungsstörung ist das teilweise Fehlen oder die komplette Aplasie eines Zwerchfells. Derartige Fehlbildungen gehen mit einer ipsilateralen Lungenhypoplasie einher.

Pleura

Die Pleura ist ein vielschichtiges Bindegewebsblatt mesothelialen Ursprungs. Ihre viszerale Fläche bedeckt die Lunge, ihre parietale Fläche das Mediastinum, das Zwerchfell und die Thoraxwand. Die normale Pleura ist in der HR-CT nicht differenzierbar. Zwischen parietaler und viszeraler Pleura befindet sich ein flüssigkeitsgefüllter Spaltraum. Die Dicke der viszeralen und parietalen Pleura mit dem flüssigkeitsgefüllten Pleuraspalt beträgt 0,2–0,4 mm in der HR-CT. Die parietale Pleura allein mißt 0,1 mm. Die viszerale Pleura ist ähnlich dick. Der Pleuraspalt mißt 10–20 μm. Die viszerale Pleura ist dicker, da sie Blutgefäße, lymphatisches Gewebe, Nerven und elastische Fasern enthält. Sie ist über Septen mit der Lunge verbunden. Die Pleurablätter sind für Flüssigkeiten semipermeabel und deshalb für den Flüssigkeitstransport über den Pleuraraum wichtig. Die beiden Pleuraflächen werden durch die pleurale Oberflächenspannung der Pleuraflüssigkeit aneinander gehalten. Die 1–2 mm breite, weichteildichte Linie zwischen Lunge und Thoraxwand stellt viszerale und parietale Pleura, Pleuraflüssigkeit, intrathorakale Faszie und intrathorakal liegende Interkostalmuskulatur dar. Die parietale Pleura ist von der endothoraki-schen Faszie von einer ca. 0,25 mm dicken bindegewebigen Gewebsschicht getrennt, die extrapleurales Fett von einigen Millimetern Dicke enthalten kann. Eine parietale Pleuraverdickung (Asbestose, rheumatoide Arthritis) ist am einfachsten an den inneren Rippensegmenten zu sehen. Der normale interkostale Streifen fehlt und eine verdickte Pleura in der Breite von 1–2 mm ist erkennbar. In der Paravertebralregion bedeutet eine Verdickung des paravertebralen Streifens eine Pleuraverdickung (> 1 mm Dicke). Eine Verdickung der viszeralen Pleura kann ebenfalls erkannt werden (z.B. Empyem, pulmonale Fibrose). Die kombinierte Verdickung von parietaler und viszeraler Pleura mit dazwischen liegender Flüssigkeit wird als gesplistes Pleurazeichen definiert. Wenn Kalzifikationen in einer verdickten Pleura in der HR-CT vorhanden sind, liegen sie immer in der parietalen Pleura. Ausnahme: Kalzifikation der viszeralen Pleura beim chronischen Empyem. Paravertebral fehlt die intrathorakale Interkostalmuskulatur. Pleuraläsionen haben eine konvexe Begrenzung mit band- bzw. streifenförmiger Figur und scharfer Berührungsfläche zur darunter liegenden Lunge.

Extrapleurales Fett

Es kann einen Pseudotumor oder andere Pseudoläsionen vortäuschen. Im Bereich der Incisura cardiaca findet sich kardiales Fett. Eine Mediastinalverbreiterung kann durch eine Lipomatose, herniertes Omentumfett und diaphragmale Lipome bedingt sein. Extrapleurales Fett kann sich in die Fissuren drängen. Es kann an der Thoraxwand mit intrapleuraler Flüssigkeit, Mesotheliom oder Asbestoseplaques verwechselt werden.

Besonderheiten beim Kind

Der knöcherne Thorax ist beim Kind im Normalfall bilateral symmetrisch und im oberen Viertel schmaler als in den 3 unteren Vierteln. Während er beim Säugling zylindrisch geformt (fast gleiche Breite wie Höhe) (Abb. 2.6) ist, wird er beim Schulkind zunehmend abgeflachter. Die Stellung der Rippen ist beim Säugling durch die Zwerchfellatmung bedingt waagerecht. Die Zwerchfellwölbung

Abb. 2.**6a** u. **b** **Entwicklung der Thoraxform.**

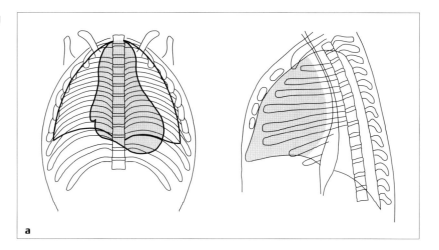

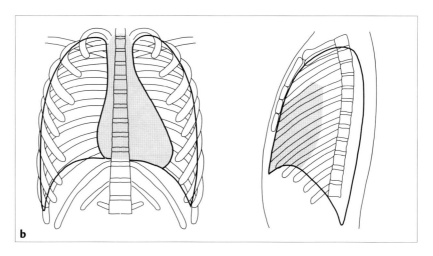

ist beim Säugling ventral nicht ausgeprägt, während die dorsalen Rezessus bis BWK 12/LWK 1 herabziehen. Die Sinus phrenicocostalis sind abgeflacht. Das schmalere obere Viertel des Thorax wird vom Schultergürtel überlagert. Die obere Pleurakuppel liegt in Höhe von HWK 7. Die Halsorgane gehen zum Teil in den Thorax über. Mit zunehmendem Alter (bis ca. 15 Jahre) scheint der Thymus an Größe abzunehmen, obwohl er an Gewicht zunimmt. Proportional zum Körpergewicht ist der Thymus im Säuglingsalter am größten. Das Herz liegt beim Säugling quer und wird ventral vom Thymus überlagert. Der Thymus kann bis zum Zwerchfell reichen. Der rechte Thymus kann sich zipfelartig in den kleinen Lappenspalt hineinzwängen und somit den rechten Oberlappen zur Seite schieben. Beim Schulkind wird das Herz zunehmend schlanker, der Thymus kann bis in Hilushöhe reichen. Die Hili sind beim Säugling breit und kräftig. Vom Hilus nach kaudal ziehend findet sich die Duplikatur des unteren Lungenligaments (Lig. pulmonale), das sehr variabel ausgebildet ist. Hier steht die Lunge mit dem Mediastinum in breiter Verbindung. Deshalb kann extraalveoläre Luft vom Interstitium der Lunge in das Mediastinum

übertreten. Die Aorta ascendens verläuft zunächst nach ventral, umzieht die linke Lungenwurzel und verläuft dann links von der Trachea. Deshalb steht die Luftröhre in enger Beziehung zu den großen, vom Aortenbogen abgehenden Gefäßen.

Vor der Trachea verläuft der Truncus brachiocephalicus in variabler Weise schräg hinweg. Im 1. Lebensjahr kann er eine so ausgeprägte Kompression der Trachea ventralseits verursachen (klinische Zeichen: Stridor und Dyspnoe), daß eine operative Intervention (z. B. Aortopexie) erforderlich wird. Mit zunehmender Drehung des Aortenbogens im ersten Lebensjahr verliert sich die Kompression der Trachea. Weiterhin können verschiedene Anomalien der großen Gefäße zur Kompression der Trachea und Hauptbronchien führen (s. Kap. 5). Beim Säugling ist das Lumen der peripheren Luftwege im Vergleich zur Trachea relativ eng und der Strömungswiderstand entsprechend hoch. Daraus erklärt sich, daß Säuglinge bei Luftwegsinfektionen stärker zu Lungenblähung oder zu Atelektasen neigen.

3 CT-Muster und ihre Differentialdiagnose bei Lungenerkrankungen

Flächen erhöhter Dichte

Flächige Muster – flächig bezogen auf die CT-Schicht oder auf die Thoraxübersichtsaufnahme – sind Teile einer räumlichen Konsolidierung. Nur in ihrer 2dimensionalen Projektion, als Schattenriß oder als Schicht bzw. Schnitt, finden wir sie in der Radiologie. Die Grundlage dieses Musters ist der Verlust von Luft, d. h. von dem negativen Kontrastmittel, innerhalb der Lunge.

Dieser Luftverlust kann unterschiedliche Ursachen haben:

- Resorption,
- Verdrängung und Ersatz durch Flüssigkeit, Zellen, Blut.

Atelektase

Wird die Luft nur resorbiert, muß dieser Lungenanteil vom übrigen Gas- und Luftaustausch, von der Atmung, abgekoppelt sein. Es handelt sich um eine Atelektase der Lunge. Differentialdiagnostisch ist zu klären, ob ein bronchialer Verschluß zugrunde liegt (Obturationsatelektase). In diesem Fall können die nachgeschalteten Luftwege nicht mehr belüftet werden, d. h., das Bronchialsystem ist luftleer. Kennzeichen einer Atelektase ist die Volumenminderung des betroffenen Lungenanteils und die glatte Begrenzung, die durch anatomische Grenzen (Lappenspalten, Pleura, Septen und Segmentgrenzen) bedingt sind, und damit deren Verlagerung zur volumengeminderten Seite hin.

Die Verschlußursache kann intrabronchial und extrabronchial sein.

■ Intrabronchialer Verschluß

Hierbei kann es sich um eine Schleimpfropfverlegung, eine Bronchialatresie, eine Fremdkörperaspiration oder um einen exophytisch wachsenden Tumor (Bronchusadenom, Bronchialkarzinom) handeln.

■ Extrabronchialer Verschluß

Es handelt sich meist um Tumore oder vergrößerte Lymphknoten. Um den Bronchus verlegen zu können, muß der pathologische Prozeß einen genügend hohen Wachstumsdruck aufbringen. Bei Kindern und Jugendlichen ist es möglich, daß tuberkulöse, d.h. entzündliche Lymphknoten zu einem Bronchusverschluß mit nachfolgender Atelektase führen. Bei Erwachsenen ist die Bronchialwand so steif, daß nur Tumoren und Lymphknotenmetastasen den Bronchus komprimieren können.

Ist das Bronchialsystem offen, so kann die Konsolidierung auf 2 Wegen erfolgen:

- Kompression der Lunge von außen,
- Infiltration des Lungengewebes.

■ Kompression von außen

Diese erfolgt meist durch ausgedehntere Pleuraergüsse. Mit entsprechender Fenstereinstellung lassen sich die Ergußanteile von der Atelektase gut abgrenzen. Es kann aber computertomographisch nicht zwischen Atelektase und atelektatischer Pneumonie unterschieden werden.

Infiltration

■ Entzündung

Die entzündliche Infiltration der Lunge bedeutet eine zelluläre Infiltration des Interstitiums und/oder des Alveolarraums. Solange das Interstitium alleine betroffen ist, kann die Konsolidierung der Lunge nicht vollständig sein, da die intraalveoläre Luft sich als negatives Kontrastmittel noch abbildet. Erst wenn die alveoläre Luft durch zelluläre Infiltrate, Flüssigkeit oder Blut ersetzt ist, erscheint die Konsolidierung homogen (Abb. 3.1). Die Lokalisation in der Lunge und im Lungenquerschnitt, die Art der Begrenzung und zusätzliche Zeichen lassen manchmal gewisse Rückschlüsse auf den Erreger zu. Ausgedehntere konsolidierende Infiltrationen finden sich bei bakteriellen oder Pilzpneumonien und bei Lymphominfiltrationen der Lunge. Wäh-

Abb. 3.**1a – d Unterlappenpneumonie.** Ausgedehnte bakterielle Unterlappenpneumonie mit
Pleuraerguß.

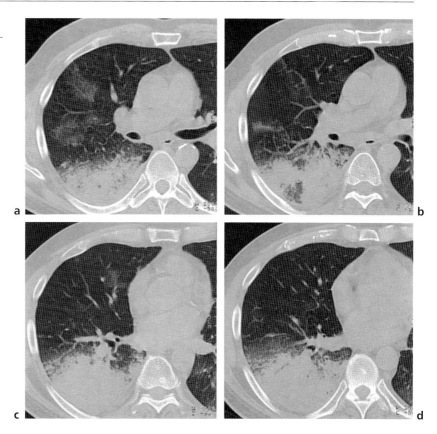

rend die Pneumonien mit einer ausgeprägten Klinik (Fieber, Auswurf, Husten) einhergehen, sind
auch ausgedehnte Lymphominfiltrationen sym-
ptomarm (Abb. 3.**2**).

Tumor

Einzelne große Flecken mit über 1 cm im Durchmesser bilden dieses Muster. Pathogenetisch sind
verschiedene Prozesse möglich. Es kann sich
sowohl um gutartige, z. B. Mißbildungen, Tuberku-
lome, als auch um bösartige Wucherungen handeln. Diese Unterscheidung ist die wichtigste und
schwierigste und manchmal ist sie nicht zu treffen.
Für Benignität (glatt begrenzt, Verkalkung zentral)
und Malignität (Randunschärfe, Spikulae, pleurale
Beziehung, unregelmäßige Verkalkung) gibt es Zeichen und Kriterien. Jedoch sind alle nicht zu 100%
spezifisch, so daß immer eine gewisse Entschei-
dungsunschärfe übrigbleibt.

Ballung

Die Ballung oder intrapulmonale Schwielenbildung
oder massive Fibrose hat besondere Bedeutung bei
der Steinstaublunge. Sie entsteht durch eine
zunehmende Aggregation kleinerer und mittlerer
Granulome etwa bei der Silikose. Diese Ballungen

werden ab einer Größe von 1 cm als große Fleckschatten nach der ILO (International Labour Office)
klassifiziert. Sie sind vorwiegend in den Oberfeldern lokalisiert und liegen mitten in der Lunge ohne
speziellen Bezug zum Mediastinum oder der
Pleura. Typisch ist das umgebende Emphysem, das
auf die zunehmende Schrumpfung und Kontrak-
tion hinweist. Dieses Zeichen kann als differentialdiagnostisches Kriterium gegenüber einem Malignom verwendet werden.

Fibrose

Im Unterschied zur silikotischen Ballung zeigt die
schwere konsolidierende Fibrose, wie sie bei der
Sarkoidose gefunden wird, eine direkte Beziehung
zum Hilus. Sie wird auch als hilifugale Fibrose
bezeichnet.

Milchglas

Unter dem Milchglasmuster in der CT der Lunge
wird eine Dichterhöhung des Lungengewebes verstanden, die nur so gering ist, daß die normalen
anatomischen Strukturen nicht überdeckt werden.
Das bedeutet, daß der Luftgehalt in den betroffenen
Bereichen zwar reduziert, aber nicht aufgehoben

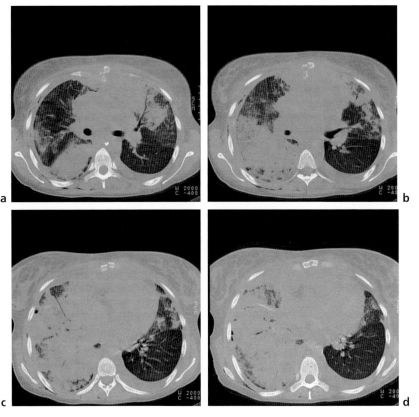

a

b

c

d

Abb. 3.**2a–d   Morbus Hodgkin IV** mit ausgeprägtem Lungen-, Mediastinal- und Pleurabefall. Typisch beim Lymphombefall der Lunge ist das offene Bronchialsystem trotz sehr ausgedehnter Konsolidierung. Weichteilemphysem nach frustraner Pleurapunktion.

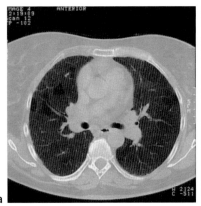

a

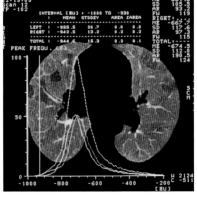

b

Abb. 3.**3a u. b   Akute exogen allergische Alveolitis.** Die Dichte der Lunge ist deutlich angehoben. Während normalerweise das Maximum der Histogrammkurve bei etwa -900 bis -850 HE liegt, ist bei dieser Patientin der Gipfel bei etwa -700 HE und die Dichtekurve deutlich nach rechts zu den dichteren Werten hin verschoben. Charakteristisch sind auch die überblähten Parenchymbezirke im Gefolge der begleitenden Bronchiolitis.

ist. Die mittlere Dichte eines Milchglasbezirks beträgt etwa –750 HE gegenüber etwa –850 HE mittlerer Dichte eines normalen peripheren Lungenbezirks (Abb. 3.3). Dabei läßt sich aufgrund der – bezogen auf die Alveolarwanddicke (unter 0,01 mm) – sehr breiten Schicht (1–5 mm) des untersuchten Gewebes natürlich nicht unterscheiden, ob die Luftminderung des Gewebes auf eine Verdickung der Alveolarwände, einen Kollaps einzelner Alveolen oder eine partielle Füllung des Alveolarraums mit Zellen und/oder Flüssigkeit zurückzuführen ist.

Gewöhnlich wird das Milchglasmuster pathogenetisch mit einer akuten alveolären Entzündung in Verbindung gebracht. Es ist das *typische Muster*

einer akuten Alveolitis. So sind diese flauen Infiltrationen typischerweise bei einer akuten exogen allergischen Alveolitis, der Pneumocystis-carinii-Pneumonie oder bei der Mykoplasmenpneumonie zu finden. Auch bei chronischen Lungenerkrankungen kann dieses Muster auftreten und als Hinweis auf einen akuten Schub gewertet werden, wie etwa bei der idiopathischen Lungenfibrose in der Form der gewöhnlichen interstitiellen Pneumonie (GIP) oder der Sarkoidose.

Eine Sonderform des Milchglasmusters tritt bei der *Alveolarproteinose* (Abb. 3.**4** und 3.**5**) auf. Hier findet sich neben der diffusen Parenchymverdichtung, die durch die alveoläre Einlagerung von Lipoproteinen bedingt ist, eine Betonung (und Verbreiterung) der septalen Strukturen, so daß das Bild eines Blattaderwerks entsteht.

Neben diesen akuten Erkrankungen kann jedoch ein Milchglasmuster auch Ausdruck einer *irreversiblen alveolären Fibrose* sein. Da sowohl verdickte Alveolarwände mit entsprechender Verkleinerung des Alveolarraums einerseits als auch eine partielle alveoläre Füllung (Flüssigkeit, Zellen) andererseits unterhalb der morphologischen Auflösungsgrenze der CT liegen, führen beide pathologischen Prozesse nur zu einer diffusen (meßbaren) Dichteerhöhung des Lungenparenchyms, ohne daß eine genauere Darstellung der primären pathologisch-anatomischen Veränderung möglich wäre. Jedoch führt nur die Fibrose zu einer Retraktion und Schrumpfung des Alveolarraums. Sie wird teilweise kompensiert durch eine Erweiterung der Luftwege (Bronchi[olo]ektasie). Damit kann der Nachweis von Bronchiektasen in einem Bezirk mit Milchglasmuster als Indiz für eine zugrundeliegende alveoläre Fibrose gewertet werden.

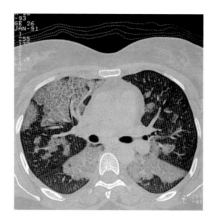

Abb. 3.**4 Alveolarproteinose.** Neben der geographischen Verteilung der Dichteerhöhung ist der typische Befund bei dieser Erkrankung, die durch eine diffuse fett- und eiweißreiche alveoläre Exsudation unklarer Genese bestimmt ist, die Betonung der anatomischen Gerüststrukturen. Diese führen zum klassischen Bild des Blattaderwerks eines Laubblatts.

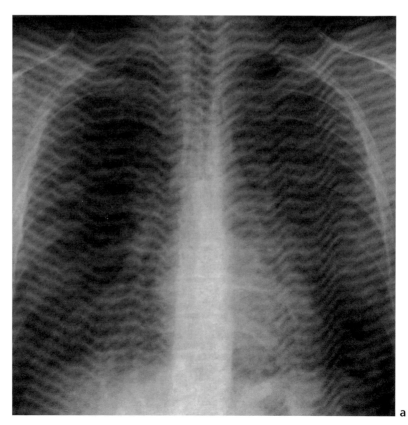

Abb. 3.**5a Alveolarproteinose** mit noch ausgeprägterer Betonung der linearen Strukturelemente in dem geographisch verteilten Milchglasmuster.

a

Abb. 3.5b ▶

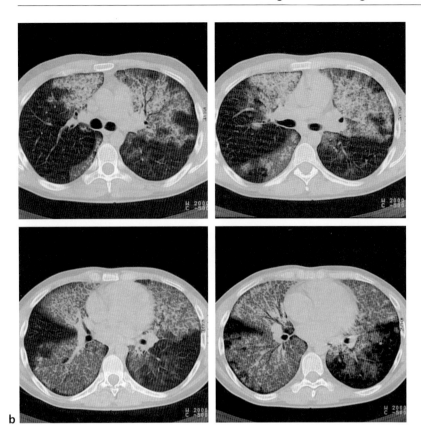

Abb. 3.**5b**

Punkte, Knoten

Diese Muster beschreiben gemeinsam eine umschriebene rundliche Formation. Sie beinhalten aber radiomorphologisch sehr unterschiedliche Elemente. Sie können nach folgenden *radiologisch erkennbaren Parametern* unterschieden werden:

- Größe,
- Kontur,
- Dichte,
- Lagebeziehung zu anatomischen Strukturen,
- Verteilung.

Den Ausprägungen dieser radiologischen Parameter entsprechen Unterschiede in der pathologisch-anatomischen Struktur und sie erlauben daher auch Rückschlüsse auf die *Ätiologie* der Veränderungen. Dabei handelt es sich vorwiegend um:

- entzündliche Infiltrate: bakteriell, viral, parasitär,
- Granulome: bakteriell, immunologisch, pneumokoniotisch,
- Neoplasien: Metastasen, Histiozytome.

Gewöhnlich handelt es sich um multiple Herde. Einzelherde werden eher unter dem differential-diagnostischen Aspekt von Tumoren betrachtet.

Größe der Einzelherde

Selbstverständlich ist die Größe der Herde, der Einzeldurchmesser, kein statisches, charakterisierendes Maß für eine Erkrankung. Die CT-Untersuchung findet zu einem bestimmten Erkrankungszeitpunkt statt und zeigt demgemäß nur den dann erreichten Entwicklungspunkt des Krankheitsprozesses. Dennoch zeigt sich, daß verschiedene Erkrankungen auch charakteristischerweise in einem vielleicht spezifischen Entwicklungsstadium symptomatisch bzw. diagnostiziert werden. Damit werden die Krankheitsherde auch in diesem charakteristischen Entwicklungsstadium und mit einer bestimmten Größe gefunden.

Häufiger jedoch zeigen gerade bei den granulomatösen Erkrankungen die knotigen Läsionen eine gewisse Grenzgröße, zu der sie anwachsen.

Unter differentialdiagnostischen Aspekten ist eine Einteilung in 3 Gruppen sinnvoll:

- klein (< 5 mm),
- mittelgroß (ca. 10 mm),
- groß (>10 mm).

Abb. 3.**6a** u. **b** **Sarkoidose.**
Multiple kleine Punkte sind vom
Hilus in die Peripherie abneh-
mend den Bronchien entlang verteilt.

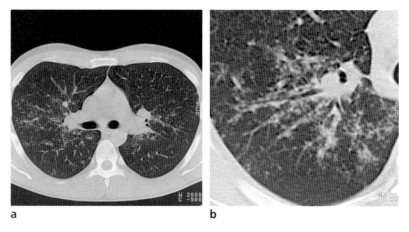

a   b

Abb. 3.**7a** u. **b** **Histiocytosis X.**
Die kleinen Knötchen sind diffus
verteilt. Viele zeigen eine zentrale
Luftfüllung bzw. eine zystische
Struktur, die typisch ist für diese
Erkrankung.

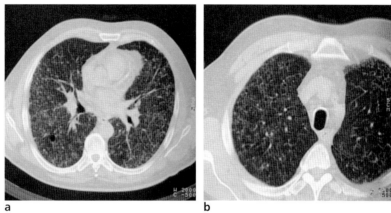

a   b

Abb. 3.**8a** u. **b** **Mischstaubpneumokoniose.** Kleine, glatt
begrenzte, zum Teil verkalkte
Knötchen im Mittelfeld über die
zentralen Anteile verstreut. Perifo-
kal findet sich eine emphysematöse Lungendestruktion.

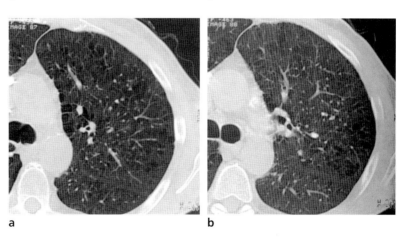

a   b

● *Erkrankungen mit diffusen kleinen Knoten:*
   – Miliartuberkulose,
   – Sarkoidose (Abb. 3.**6**),
   – Histiocytosis X (mit Einschmelzungen)
     (Abb. 3.**7**),
   – Silikose (Abb. 3.**8**),
   – Metastasen des Schilddrüsenkarzinoms.

● *Erkrankungen mit mittelgroßen Knoten:*
   – bronchogene Tuberkulose (Abb. 3.**9**),
   – Metastasen,
   – peripheres Kaposi-Sarkom (Abb. 3.**10**).

● *Erkrankungen mit großen Knoten:*
   – granulomatöse Vaskulitis (Morbus Wegener),
   – invasive Aspergillose (Abb. 3.**11**),
   – malignes Lymphom der Lunge (Abb. 3.**12**),
   – Metastasen bei Hodentumoren (Abb. 3.**13**),
     malignem Melanom, hypernephroidem
     Nierenkarzinom.

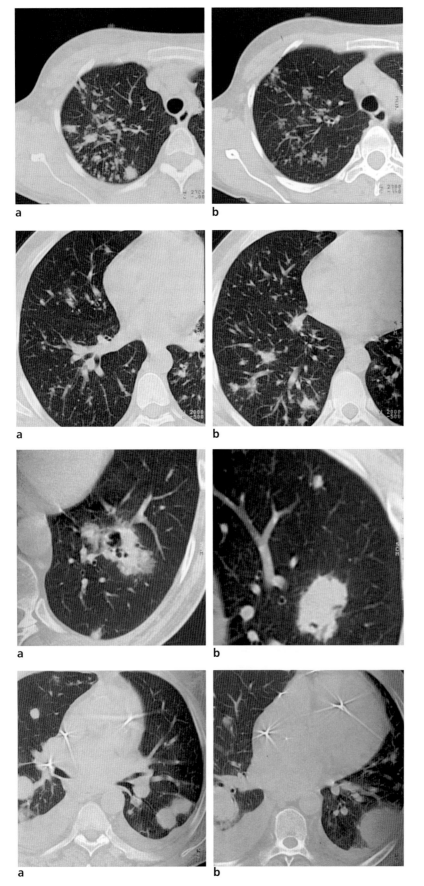

a   b

Abb. 3.**9a** u. **b**   **Tuberkulose.** Im Oberfeld mit segmentaler Anordnung sind Knoten unterschiedlicher Größe und mit mäßiger Umgebungsreaktion. Der Nachweis verdickter Bronchialwände in den betroffenen Segmenten stützt die Diagnose einer Tuberkulose.

a   b

Abb. 3.**10**   **Kaposi-Sarkom.** Die Einzelherde weisen ausgeprägt zipflige Ausziehungen auf. Dieses Erscheinungsbild, wie die Funken einer Wunderkerze, ist typisch für das herdförmige Kaposi-Sarkom.

a   b

Abb. 3.**11**   **Invasive Aspergillose.** Große Herde, zum Teil mit irregulärer Einschmelzung, sowie der bronchiale Bezug mit positivem Bronchogramm als auch die Randunschärfe der Knoten (Hofzeichen) ist ein typischer Befund bei der invasiven Aspergillose.

a   b

Abb. 3.**12a** u. **b**   **Non-Hodgkin-Lymphom der Lunge.** Multiple Knoten unterschiedlicher Größe. Einzelne Knoten sind glatt begrenzt, andere zeigen eine Umgebungsreaktion. Eine bevorzugte Lokalisation ist nicht zu erkennen.

Abb. 3.**13 Metastasen bei Hodentumor.** Die unterschiedliche großen, glatt begrenzten Knoten finden sich bevorzugt in subpleuraler Lage.

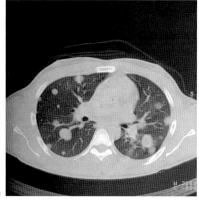
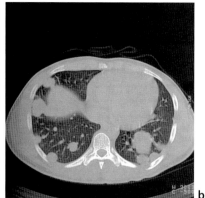

a   b

Kontur der Einzelherde

- Scharf begrenzte Herde sprechen für eine granulomatöse Erkrankung oder entsprechen kleinen Metastasen, aber die Herde des peripheren Kaposi-Sarkoms weisen eine zipflige (Wunderkerzenzeichen) Ausziehung und Verbreiterung in die Umgebung auf (lokales Lymphödem).
- Unscharf begrenzte, flaue Herde mit einer Umgebungsreaktion sind eher Ausdruck einer bakteriellen Entzündung.

Dichte der Einzelherde

Unterschiedliche Dichten, soweit sie überhaupt zuverlässig faßbar sind, sind durch den Kalkgehalt der Läsion mitbedingt. Die genaue Dichte läßt sich computertomographisch jedoch nur durch Vergleichsmessung mit definierten Phantomen bestimmen. Jedoch können Knoten auch eindeutig Kalk enthalten. Über die Wertigkeit der Form und Verteilung von Kalk in Knoten ist die Diskussion nicht abgeschlossen. Eine konzentrische Form, glatte Kontur und deutliche Ausprägung der Verkalkung spricht für einen benignen Prozeß. Aber eine sichere und zweifelsfreie Zuordnung der Verkalkung zur Benignität oder Malignität des Prozesses gibt es nicht.

■ Verkalkende Herde

Benigne Prozesse

- Granulomatöse Entzündungen:
  - Tuberkulose,
  - Sarkoidose,
  - Pneumokoniose,
  - Varizellenpneumonie,
  - Pneumocystis-carinii-Pneumonie.

Maligne Prozesse

- Metastasen:
  - Kolon-(Rektum-)karzinom.

■ Lagebeziehung der Einzelherde zu den normalen anatomischen Strukturen

- Peribronchial: Sarkoidose (Abb. 3.**14**),
- perivasal: Metastasen, hämatogene Absiedlungen,
- subpleural: Sarkoidose (Abb. 3.**14**), Metastasen.

Abb. 3.**14a** u. **b Sarkoidose.** Kleine Knoten sind bevorzugt entlang dem bronchovaskulären Bündel und in der subpleuralen Region verteilt. Auch die unregelmäßige Kontur der Bronchialwand ist ein differentialdiagnostisches Kriterium für die Sarkoidose.

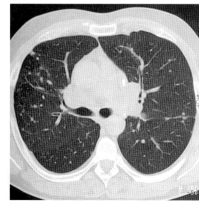
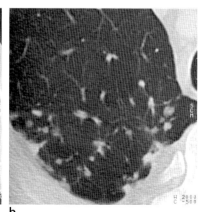

a   b

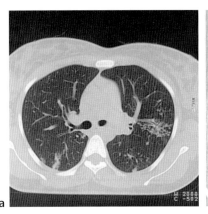
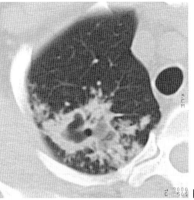

a   b

Abb. 3.**15a** u. **b** **Tuberkulose.** Neben der diagnoseweisenden Einschmelzung zeigen die kleinen Knoten eine typische segmental betonte Gruppierung, die durch die bronchiale Streuung bedingt ist.

■ Verteilung der Einzelherde

- Diffus: Miliartuberkulose,
- segmental: Tuberkulose (Abb. 3.**15**),
- zentral betont: Histiozytose,
- apikal betont: Silikose,
- mittelfeldbetont: Sarkoidose,
- basal betont: Rheumaknoten.

Granulome

Die Knötchen, die durch granulomatöse Lungenerkrankungen hervorgerufen werden, zeichnen sich durch eine relativ gleichmäßige Größe aller Herde aus. Die Größe der Einzelläsion liegt unter 1 mm. Die Einzelknötchen sind scharf und glatt begrenzt. Sind sie jedoch sehr klein, so führen sie zur Konturunregelmäßigkeit der anatomischen Struktur (z. B. Bronchuswand, Gefäß), der sie angelagert sind. Zusammengeballt können sie zu größeren Fleckschatten mit unregelmäßiger Randstruktur führen (z. B. silikotische Ballung). Je nach zugrundeliegender Erkrankung ist die räumliche Verteilung der Knötchen in der Lunge als Ganzes bzw. im Lungenquerschnitt unterschiedlich. Sarkoidoseknötchen entwickeln sich zum einen vom Hilus ausgehend entlang des Gefäß-Bronchus-Bündels und damit vor allem im Lungenmittelfeld. Zum anderen können sie auch eine subpleurale Betonung aufweisen. Granulome einer Pneumokoniose (Silikose) sind in den Oberfeldern ausgeprägter nachweisbar und diffus über den jeweiligen Lungenquerschnitt verteilt.

Infiltrate

Alveoläre Infiltrate, die in der CT als flaue mikronoduläre Elemente erscheinen, zeichnen sich durch ihren rundlichen Charakter und ihre Randunschärfe aus. Bei genauer Betrachtung fällt auf, daß die Verdichtung die Luftwege und den Rand des sekundären Lobulus ausspart und so zu dem komplementären Bild einer interstitiellen Lungenerkrankung wird (Abb. 3.**16**).

Diese Form der alveolären Infiltration findet sich bei der exogen allergischen Alveolitis im akuten Stadium und bei anderen Formen der akuten Alveolitis.

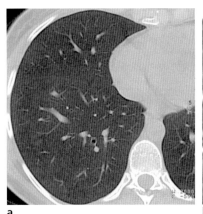
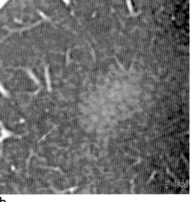

a   b

Abb. 3.**16a** u. **b** **Exogen allergische Alveolitis.** Die Ausschnittvergrößerung zeigt, daß der granuläre Charakter der Lungenveränderung auf eine Dichteanhebung des Parenchyms unter Aussparung der Bronchien und paraseptalen Strukturen bedingt ist.

Metastasen

Differentialdiagnostische Kriterien:

- *Größe:*
  - klein: Mamma- (Abb. 3.**17**), Schilddrüsen-, Prostatakarzinom,
  - groß: Hodentumor, malignes Melanom, hypernephroides Nierenkarzinom,

- *Gleichförmigkeit:* eher einheitliche Größe,

- *Kontur:* eher scharf, Umgebungsreaktion möglich: Wunderkerzenzeichen bei Kaposi-Sarkom,

- *Dichte:* weichteildicht, selten verkalkt (Rektumkarzinom),

- *Lage:* subpleural, am Gefäßbaum.

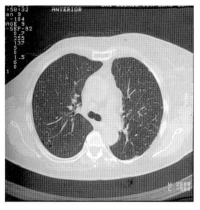

Abb. 3.**17 Diffuse Lungenmetastasierung bei Mammakarzinom.** Die sehr kleinen Knötchen sind etwa gleichmäßig über die ganze Lunge verteilt. Dieser Befund ist eher untypisch für eine Metastasenlunge bei Mammaklarzinom.

Linien

Lineare Strukturen sind in der Querschnittsanatomie der Lunge vorgegeben:

- Blutgefäße,
- Septen,
- Lappenspalten.

Schon in der Übersichtsaufnahme sind die *Blutgefäße* als lineare Strukturen die beherrschenden Elemente der Lungenanatomie. Auch in der CT sind die Gefäße als lineare Strukturen nachweisbar. Ihre anatomische Zuordnung gelingt durch die charakteristische Aufzweigung, den Verlauf und die Verteilung. Die *intrapulmonalen Septen* lassen sich normalerweise nicht darstellen. Sie sind zu schmal und zu kurz, als daß sie als bildwirksames Element aufgelöst werden könnten.

Die *Lappenspalten* werden bei der CT sichtbar, wenn sie genau senkrecht durch die Schichtebene ziehen. Bei ihrem normalerweise schrägen Verlauf lassen sie sich aber nur bei sehr geringer Schichtdicke (<= 2 mm) regelhaft abgrenzen. Bei den hier üblichen 5 mm dicken Schichten sind die Lappengrenzen meist nur durch die sie begleitende relative Gefäßarmut als dunkle, weniger dichte Streifen erkennbar.

Dies bedeutet, daß sichtbare Linien in der Lunge in der CT, wenn sie nicht Gefäßen zugeordnet werden können, als nicht normal angesehen werden müssen.

Solche Linien können Ausdruck verdickter intrapulmonaler Septen sein. Die Verdickung von Alveolarwänden alleine kann nicht zur Ausprägung sichtbarer Linien führen. Dies folgt alleine schon aus dem zu geringen Durchmesser der einzelnen Alveole (< 0,3 mm). Linien, die in der CT sichtbar werden, müssen also Ausdruck einer Verdickung entweder des Gefäß-Bronchus-Bündels (des zentralen Bindegewebes) oder der intrapulmonalen Septen (des peripheren Bindegewebes) sein. Wenn alleine diese Strukturen verstärkt sind, hat eine grundsätzliche Veränderung der Lungenarchitektur nicht stattgefunden. Es sind eben nur die tragenden Elemente (lokal oder global) verstärkt. Dieser Vorgang kann hervorgerufen sein durch:

- Einlagerung von Flüssigkeit (Ödem) (Abb. 4.**45**),
- Einwandern von Zellen (Entzündung, Fibrose),
- Erweiterung der Lymphspalten, Lymph- oder Blutgefäße (Ödem, Lymphangiosis carcinomatosa [Abb. 2.**4**], Hyperperfusion).

Funktionell bedeutsam wird vor allem eine Veränderung des alveolären Bindegewebes, da dies direkten Einfluß auf den Gasaustausch hat. Eine Veränderung des axialen und peripheren Bindegewebes hat dagegen besonderen Einfluß auf die Dehnbarkeit der Lunge.

Ödem

Der verdickten septalen Struktur alleine ist nicht anzusehen, wodurch die Dickenzunahme zustande gekommen ist. Die kardiale Dekompensation führt zu einer Durchtränkung der Septen und Erweiterung der Lymphräume (Abb. 4.**43**). Wie bei der klassischen Röntgenaufnahme gehört zur Diagnose hier auch der Nachweis des vergrößerten Herzens. Dies kann durch die CT besonders gut auch daraufhin untersucht werden, welche Anteile vergrößert sind, inwieweit eine Rechts-, Links- oder Globaldekompensation vorliegt.

Entzündung

Eine reine Verdickung der septalen Strukturen ist im Rahmen einer Entzündung sehr ungewöhnlich. Auch bei den Viruspneumonien gehört die alveoläre Exsudation, die Alveolitis, zum Frühbild. Das heißt, auch bei diesen Erkrankungen ist eher mit einem Milchglasmuster als mit einem nur linearen Muster zu rechnen.

Fibrose

Die Fibrose im Bereich der Lunge wird nicht nur durch die verstärkte Sichtbarkeit anatomischer Strukturen charakterisiert, sondern vor allem durch die Desorganisation der Lungenanatomie. Zu dieser Desorganisation des Lungengewebes und zur Ausbildung nichtanatomischer Linien führen 2 Vorgänge:

- Kollaps und Atelektase des Luftraums,
- Schrumpfung des Interstitiums.

Plattenatelektasen als lineare Elemente des Übersichtsbilds sind bekannt. In der CT lassen sich nicht nur diese gröberen Atelektasen als Stränge oder Bänder nachweisen. Schon kleinere Dys- und Atelektasen, z. B. im Bereich des sekundären Lobulus, lassen sich als Linien erkennen.

Die Verdickung des Interstitiums kommt nicht nur dadurch zustande, daß in die bestehenden intrapulmonalen Septen Zellen (Fibroblasten) und Bindegewebsmatrix eingelagert wird. Ein wichtiger pathogenetischer Mechanismus beruht auf dem Kollaps von Alveolen durch den zugrundeliegenden Prozeß. Werden diese Alveolen nicht wieder eröffnet, so wachsen die Alveolarwände zu einer dicken Pseudoalveolarwand zusammen. Diese wird wieder von einem Lungenepithel ausgekleidet, das einen alveolarähnlichen Luftraum umschließt. Damit läßt sich dann dort das alveoläre vom peripheren Bindegewebe auch im histopathologischen Schnitt nicht mehr trennen. Meist sind diese Pseudo- oder Neoalveolen größer als die ursprünglichen. Die Verdickung der neuen Alveolarwände und septalen Strukturen ist verantwortlich für die Verlängerung der Diffusionsstrecke zwischen Luft und Blut und damit der Reduktion der Diffusionskapazität. Darüber hinaus erhöht sich der Dehnungswiderstand der Lunge und damit die lungenfunktionell wirksame Restriktion.

Neoplasie

Die Lymphangiosis carcinomatosa, die Ausbreitung von Tumorzellverbänden in den Lymphspalten und -gefäßen des septalen Bindegewebes führt zu einer Verdickung der Septen. Nicht nur die Tumorinfiltration selbst führt zu dieser Gewebsverdickung, sondern auch das durch die Gefäßverstopfung bedingte lokalisierte Ödem. Charakteristisch ist in der CT die polygonale Darstellung der Lungenstruktur insbesondere in den peripheren, basalen oder apikalen Lungenanteilen (Abb. 2.**4**).

Differentialdiagnostisch müssen andere Ödemformen, wie eine akute kardiale Dekompensation, in Betracht gezogen werden, die sich etwa durch kardiotoxische zytostatische Medikation entwickeln kann (Abb. 4.**43**).

Flächen erniedrigter Dichte

Überblähung

Eine Überblähung führt noch zu keiner Desorganisation der Lungenanatomie. In aller Regel sind kleinere Überblähungsareale Ausdruck einer Bronchiolitis. Diese führt zu einem lokalisierten oder disseminierten peripheren Ventilmechanismus, der einen vermehrten Luftgehalt der nachgeschalteten Lungeneinheit bewirkt. Dieser läßt sich besonders in Exspiration als Zone verminderter Dichte in der Umgebung von normalem Lungengewebe computertomographisch nachweisen.

Emphysem

Das Emphysem kann nur morphologisch definiert werden. Die klinische Diagnose eines Emphysems stützt sich auf klinische und Funktionsparameter, die mit der morphologischen Lungendestruktion mehr oder weniger korrelieren. Unter einem Emphysem versteht man definitionsgemäß eine irreversible Destruktion von alveolärem Lungengewebe. Je nach Lokalisation und Ausgangsort dieser Störung innerhalb der Funktionseinheit des Lungenläppchens spricht man von einem zentroazinären oder einem panlobulären Emphysem (Abb. 3.**18**). Diese Einteilung spiegelt auch eine etwas unterschiedliche Ätiologie wider.

- *Panlobuläres Emphysem:* Es ist Ausdruck einer diffusen Lungenschädigung durch eine unselektiv angreifende Noxe (z. B. Proteaseninhibitorenmangel).
- *Zentroazinäres Emphysem:* Für dieses wird ein selektiver oder lokaler Schädigungsreiz (z. B. Zigarettenrauch, chronische Bronchitis, Stäube) verantwortlich gemacht.

Abb. 3.**18a – d** Bei diesem 75jährigen Patienten finden sich alle Emphysemformen. Im Oberlappen sind die perivaskulären Dichteminderungen des **zentroazinären Emphysems** zu erkennen. Zusätzlich besteht ein deutliches paraseptales oder **Mantelemphysem**, eine bei Rauchern vorkommende Form. In der Lungenspitze sowie am Mittelunterlappenspalt läßt sich ein **bullöses Emphysem** nachweisen. Im Unterlappen finden sich Anteile eines **panazinären Emphysems**.

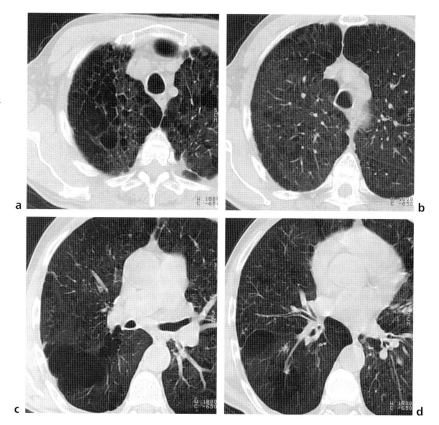

Ringe

Ringfiguren sind normalerweise in der CT der Lunge nur in den zentraleren Abschnitten unter- und oberhalb des Hilus nachweisbar. Es handelt sich dabei um die größeren Bronchien, die mehr oder weniger senkrecht durch die Untersuchungsebene ziehen. Weitere Ringfiguren sind nicht physiologisch. Die Lungenläppchen selbst kommen nicht als Ringfigur zur Darstellung. Deren typische Figur ist ein Polygon (Sechseck o. ä.).

Finden sich in der CT Ringfiguren, so muß es sich um freie Räume, luftgefüllt, mit einer Wand handeln.

Differentialdiagnostisch kommen 2 Ausgangsorte in Betracht:

- Bronchialsystem,
- (destruierte) Lunge.

Bronchiektasen

Bei den Bronchiektasen handelt es sich um erweiterte präformierte Luftwege, um Bronchien. Pathogenetisch können diese Erweiterungen auf 2 Wegen entstehen:

- angeborene Bronchiektasen bzw. angeborene Wandschwäche der Bronchien, die zu einer Aufweitung führt,
- als Defektheilung bei intrabronchialer Abszeßbildung.

Radiologisch sind Bronchiektasen als Ring- oder Fleckbildungen und als Doppelkonturen im Röntgenübersichtsbild bekannt. Für den Nachweis von Bronchiektasen ist das Röntgenbild jedoch zu unempfindlich. Wie schon oben erwähnt, ist der Dichteunterschied zwischen Luft und normal belüfteter Lunge in der Übersichtsaufnahme nicht ausreichend wahrnehmbar, wenn nicht genügend deutliche Grenzflächen miterfaßt werden.

Die CT ist demgegenüber viel empfindlicher für den Bronchiektasennachweis.

Das charakteristische Zeichen in der CT ist das Siegelringzeichen:

- An der verdickten Bronchialwand, die einen erweiterten Bronchus begrenzt, ist die begleitende Pulmonalarterie fixiert (wie die Perle am Fingerring).

Physiologischerweise ist im Liegen das begleitende Pulmonalgefäß in etwa so groß wie der Bronchus.

Die Bronchialwand ist deutlich dünner als dieses Gefäß. Wenn sich diese Relationen verschieben, kann dies als Hinweis auf das Vorliegen von Bronchiektasen gewertet werden. Normalerweise sind Bronchialstrukturen innerhalb einer 2-cm-Zone subpleural nicht mehr nachweisbar. Finden sich also in diesem Bereich abgrenzbare Bronchien, so ist auch dies ein Nachweis von Bronchiektasen.

Zu beachten ist, daß die Nachweisempfindlichkeit für Bronchiektasen mit Abnahme der Schichtdicke wächst. Der Grund liegt in der Reduktion des Partialvolumeneffekts. Die Strukturen können sich nicht mehr überlagern, die Bronchialwände sind eben als Ring abgebildet.

Lungendestruktion

Ringfiguren im Lungenparenchym, die nicht vom Bronchialsystem ausgehen, zeigen eine Lungendestruktion an. Diese kann sich aus unterschiedlichen Gründen ausbilden:

- als Einschmelzung oder Narbe bei bakterieller Entzündung (bakterielle Abszesse [Abb. 3.**19**], Kavernen und Destruktionen bei Mykobakteriosen [Abb. 3.**20**], Pneumatozelen nach Staphylokokkenpneumonie),

- bei Pneumocystis-carinii-Pneumonie (Abb. 3.**21**),
- bei viralen Prozessen (Larynxpapillomatose, [Abb. 3.**22**]),
- im Rahmen fibrosierender Lungenerkrankungen (idiopathische Lungenfibrose),
- bei Kollagenosen (Rheumaknoten [Abb. 3.**23**], Morbus Wegener),
- beim eosinophilen Granulom (Abb. 3.**24**) (Histiocytosis X),
- bei der Lymphangioleiomyomatose der Lunge,
- bei destruierenden Lungenerkrankungen (bullöses, insbesondere Raucheremphysem),
- bei zerfallenden Metastasen (Abb. 3.**25**).

Unabhängig von der Begrenzung des Luftraums eignet sich die CT hervorragend für die Darstellung und Diagnostik der Luftverteilung in der Lunge. Sie ist das einzige Verfahren, das auch kleinere lokalisierte Überblähungen und Gewebedestruktionen intravital sichtbar machen kann. Durch den ausgezeichneten Kontrast bzw. die geringe Dichte der Luft lassen sich gewebefreie Lufträume von normalem Lungenparenchym gut unterscheiden. Die Lokalisation dieser Bezirke sowie die Umgebungsreaktion ermöglichen eine differentialdiagnostische Zuordnung.

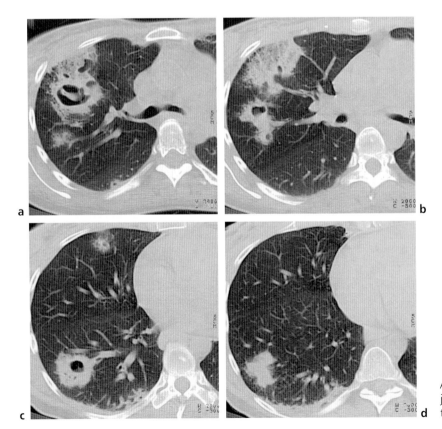

Abb. 3.**19a – d Sepsis** bei junger drogenabhängiger Patientin mit multiplen Abszessen.

Abb. 3.**20a** u. **b Lungentuberkulose** (bakteriell und histologisch gesichert). Typisch sind
lediglich die kleinknotigen Veränderungen. Im übrigen ist dieses
Bild mit den multiplen fast reakti-
onslosen zystisch-bullösen
Destruktionen differentialdiagnostisch von einer Histiocystosis X
oder einer atypischen Pneumocystis-carinii-Pneumonie abzugrenzen. Die fast vollständige Aussparung des Unterlappens paßt nicht
zur Histiocytosis X, die Knötchen
passen nicht zur Pneumocystis-
carinii-Pneumonie.

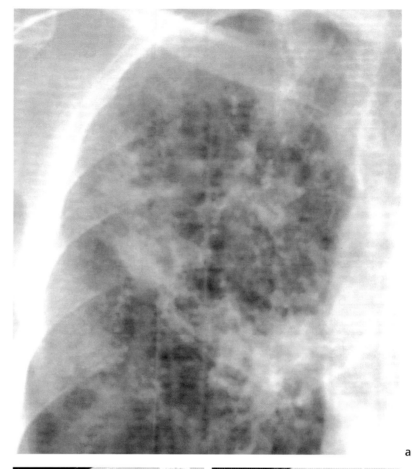

a

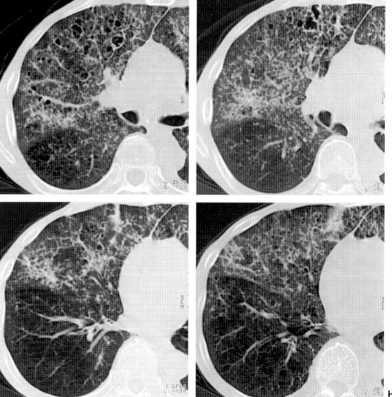

b

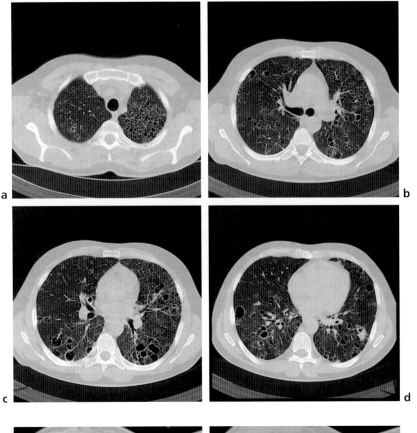

Abb. 3.**21a–d   Zystische Pneumocystis-carinii-Pneumonie.** Im Unterschied zu Bronchiektasen zeigt die umgebende Lungenstruktur keine Dichteminderung. Im Unterschied zu einer zystischen Lungendestruktion bei Histiocytosis X findet sich bei diesem Patienten eine deutliche posteriore Betonung der Destruktionsareale.

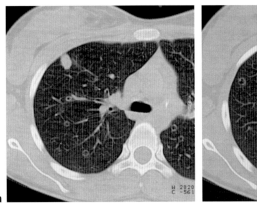
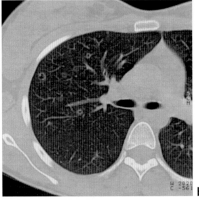

Abb. 3.**22a u. b   Larynxpapillomatose.** Die inhalierten Papillomanteile führen zu zerfallenden Tumoren in der Lunge. Die Zerfallshöhlen haben eine nicht ganz dünne, oft etwas exzentrisch verdickte Wand.

Abb. 3.**23a** u. **b** **Rheuma-knoten der Lunge.** Typischerweise soll die Entwicklung der Knoten parallel mit Rheumaknoten in der Haut gehen, was bei dieser 45jährigen Patientin nicht nachgewiesen werden konnte.

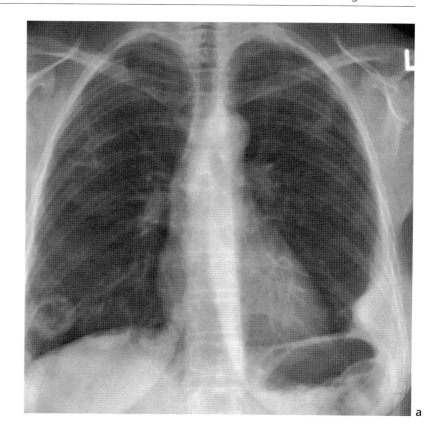

a

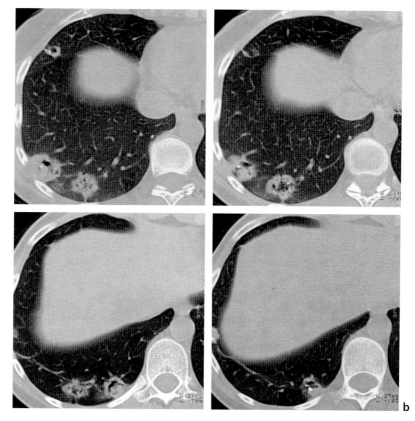

b

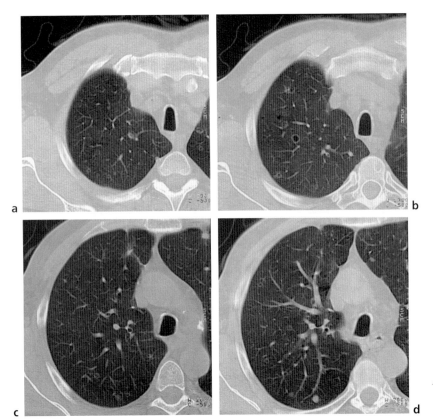

Abb. 3.**24a–d**   **Eosinophiles Granulom.**

Abb. 3.**25a–d**   **Angiosarkom** mit zystisch eingeschmolzenen Metastasen.

Entzündung der Lunge

Im Rahmen oder im Gefolge verschiedener entzündlicher Lungenerkrankungen treten zystische Formationen auf.

Bei *bakteriellen Entzündungen* sind die Hohlräume das Ergebnis eines Einschmelzungsprozesses, bei dem dann die Nekrose abgehustet wird und der entzündliche Randwall bzw. die Narbe als Wand übrig- und sichtbar bleiben. Typische Vertreter sind die tuberkulösen Kavernen oder die Abszeßformationen bei Staphylokokkenpneumonien. Auch bei der atypischen Pneumocystis-carinii-Pneumonie scheint die Lungendestruktion Ausdruck eines einschmelzenden Prozesses zu sein. Aber während die bakteriell bedingten Höhlenbildungen in aller Regel dickwandig und unregelmäßig sind, zeigen die Zysten bei der atypischen Pneumocystis-carinii-Pneumonie eher dünne und gleichmäßige Wandstrukturen.

Pilzbedingte Kavernen (Aspergillose, s. Kap. 4) weisen häufig Binnensepten auf, im Unterschied zu den mykobakteriellen Höhlenbildungen. Häufige Besiedler aspergillöser Kavernen sind Pseudomonaden. Umgekehrt formuliert, findet sich bei einer Pseudomonasinfektion eine größere unregelmäßige Kaverne, so kann der Verdacht geäußert werden, daß es sich hier um eine Superinfektion, etwa einer aspergillösen Kaverne, handelt. Dabei ist es möglich, daß die Aspergillusinfektion noch floride ist. Bei der Larynxpapillomatose bilden sich in den basalen Lungenabschnitten, in die abgetragenes oder abgelöstes virushaltiges Papillommaterial inhaliert worden ist, wieder Papillome. Diese Tumoren können zerfallen oder einschmelzen und sich unter Bildung von unregelmäßig begrenzten Hohlräumen ausdehnen.

Im Rahmen von *Lungenfibrosen* kommt es zu einer Destruktion des elastischen Apparats des Lungengerüsts. Bei der idiopathischen Lungenfibrose ist der Nachweis von kleinzystischen Arealen in der Subpleuralzone ein regelhafter Befund. Die Ausbildung der Wabenlunge mit der zystischen Desorganisation einer Fibroselunge gilt als ein funktionelles Endstadium.

Neoplasie

Unklar ist die Entstehung der ausgeprägt zystischen Lungendestruktion bei der Histiocytosis X bzw. dem eosinophilen Granulom. Einerseits könnte es sich um einen Ventilmechanismus durch die Histiozytengranulome handeln. Zum anderen kommt auch hier die Ausbildung der Hohlräume als Ausdruck eines Zerfalls- und Destruktionsprozesses in Betracht.

Ebenso unklar ist der Entstehungmechanismus der Zystenbildung bei den phakomatösen und angiomatösen Erkrankungen (Klippel-Trenaunay-Syndrom, Sturge-Weber-Syndrom, tuberöse Sklerose [Morbus Bourneville-Pringle]). Deren Lungendestruktionsbild ist nicht von dem der Histiocytosis X und dem der Lymphangioleiomyomatose zu unterscheiden. Ob Übergänge zwischen diesen Erkrankungen bestehen, ist nicht geklärt.

4 Lungen- und Pleuraerkrankungen in der CT bei Erwachsenen

Entzündungen

Virusbedingte Erkrankungen

Viruspneumonien werden anhand der klinischen Zeichen in Kombination mit dem Übersichtsbild diagnostiziert. Schwierig sind die Verhältnisse, wenn nur die Zeichen der Atemnot mit Fieber und mehr oder weniger unproduktivem Husten zu finden sind. Häufig ist dabei auch das Röntgenbild nur diskret verändert. Eine CT wird nur selten durchgeführt. Die Situation ändert sich bei Patienten, die einer definierten Risikogruppe angehören. So sollte die Indikation zur CT bei Patienten nach Organtransplantation mit entsprechender Immunsuppression großzügig gestellt werden. Hier ist die CT frühzeitig in der Lage, die Veränderungen nachzuweisen. Dabei handelt es sich zunächst um die Zeichen einer Alveolitis mit entsprechender Dichteerhöhung diffus über die Lunge verteilt. Dieses Zeichen ist nicht sehr spezifisch und läßt neben der Viruspneumonie verschiedene Differentialdiagnosen zu. Dazu zählen insbesondere die Pneumocystis-carinii-Pneumonie, die zur idiopathischen Lungenfibrose führt, sowie die exogen allergische Alveolitis.

Das gemeinsame Bild dieser Alveolitiden mit mehr oder weniger ausgeprägtem interstitiellem Befall ist das Milchglasmuster, das vorwiegend in den zentralen Lungenanteilen nachzuweisen ist. Gewöhnlich findet sich im akuten Stadium bei allen diesen Erkrankungen keine wesentliche Verdikkung der septalen interstitiellen Strukturen. Bei Patienten mit AIDS wird häufig ein Befall mit dem Zytomegalievirus (CMV) nachgewiesen. Inwieweit aber dieses Virus hier zu einer Lungenentzündung führt, ist fraglich. Auch wenn in dieser Patientengruppe häufig CMV-Infektionen des Gatrointestinaltrakts mit schweren Ulzera gefunden werden, scheinen die Lungeninfektionen doch weniger wahrscheinlich. Viel wahrscheinlicher ist hier eine Pneumocystis-carinii-Pneumonie. In der Gruppe der Patienten nach einer Organtransplantation ist die Situation umgekehrt. Hier findet sich eher die CMV-Pneumonie als die Pneumocystis-carinii-Pneumonie. Sichere Röntgenkriterien für diese Differentialdiagnose sind bisher nicht gefunden worden.

Parasitär bedingte Pneumonie (Pneumocystis-carinii-Pneumonie)

Die Pneumocystis-carinii-Pneumonie ist ein typischer Vertreter der „Viruspneumonie". Darunter sind Pneumonieformen zu verstehen, die mit einer diffusen alveolitischen Reaktion bei gleichzeitiger Beteiligung des Interstitiums einhergehen. Die alveolitische Reaktion steht bei dieser Erkrankung im Vordergrund. Das entsprechende radiologische Zeichen ist das Milchglasmuster. Dies gilt vornehmlich für die erste Episode und die frühen Stadien der Erkrankung.

Pneumocystis carinii ist als Erreger der interstiellen Pneumonie immungeschwächter Säuglinge bekannt. Es ist ein Saprophyt mit nur geringer pathogener Potenz, wobei heute aufgrund molekulargenetischer Untersuchungen eine Zuordnung des Keims zu den Pilzen möglich erscheint.

Inzwischen ist die Pneumocystis-carinii-Pneumonie die häufigste Pneumonie bei Patienten mit HIV-Infektion und Abwehrschwäche. Sie hat eine besondere Bedeutung im Zusammenhang mit der Zunahme der AIDS-Erkrankungen. Fast alle Patienten mit AIDS erleiden eine Lungenentzündung und viele sterben daran. Dagegen ist sie bei Patienten mit Immunschwächen anderer Ursache von geringerer Bedeutung. Dort macht sie nur einen Anteil von etwa 1% aus. Bei Immunschwäche nach Nierentransplantation z. B. ist als interstitielle Pneumonie die CMV-Pneumonie sehr viel häufiger und wahrscheinlicher als die Pneumocystis-carinii-Pneumonie.

Die Pneumozysten sind mit über 50% die häufigsten Pneumonieerreger bei den HIV-positiven Patienten. Sie lassen sich vor allem im provozierten Sputum und der bronchoalveolären Lavage nachweisen, sogar wenn die klinischen und radiologischen Erscheinungen der Pneumonie schon abgeklungen sind. Als weitere Pneumoniekeime sind Mykobakterien, Pneumokokken, Zytomegalieviren und Pilze von Bedeutung.

Bei HIV-positiven Patienten mit einer CD4-Zahl unter 200 ist mit dem Auftreten einer Pneumocystis-carinii-Pneumonie zu rechnen. Nicht selten ist diese Pneumonie die erste AIDS-Manifestation. In aller Regel läßt sich diese Infektion erfolgreich durch den rechtzeitigen Einsatz von Cotrimoxazol behandeln.

3 Formen dieser Infektion lassen sich unterscheiden:

- das alveolitische Bild der Pneumocystis-carinii-Pneumonie,
- die fibrosierende Form,
- die atypisch zystische Verlaufsform.

Alveolitisches Erscheinungsbild
(Abb. 4.**1** u. 4.**2**)

Das Röntgenübersichtsbild kann auch bei deutlicher Klinik und hochgradigem klinischen Verdacht vollständig normal sein. Die Entzündung führt zu einer alveolären Füllung mit schaumig eosinophilem Exsudat. In diesem alveolären Exsudat, das sich durch Sputumprovokation oder bronchoalveoläre Lavage gewinnen läßt, finden sich massenhaft Erreger, die mittels Grocott-Färbung nachgewiesen werden können. Die Alveolarwände können die Zeichen eines diffusen Wandschadens aufweisen, und es findet sich ein lockeres lymphohistiozytäres Infiltrat des Interstitiums. Diese alvoläre Füllung bewirkt eine sehr diskrete Dichteerhöhung und bleibt häufig in der Übersichtsaufnahme verborgen, da die anatomischen Strukturen sichtbar bleiben und die Dichteerhöhung nur minimal die optische Dichte der Lungenfelder vermindert. Die interstitielle Infiltration in Kombination mit der alveolären Füllung führt zu einer Versteifung der Lunge. Damit kann das früheste Röntgenzeichen eine verminderte Einatemtiefe sein. Bei entsprechender Klinik (trockener unproduktiver Husten und zunehmende Atemnot besonders in den entsprechenden Risikogruppen) und besonders im Vergleich mit normalen Voraufnahmen kann dies ein sehr sensibles Zeichen sein. Wenn in der Übersichtsaufnahme Lungenveränderungen zu beobachten sind, findet sich klassischerweise ein perihilär betontes fein-granuläres Muster. Im weiteren Verlauf kommt es zu Konsolidierungen mit atelektatischen und emphysematösen Anteilen. Die diffusen Veränderungen können mit dem Bild eines Lungenödems verwechselt werden. Pleuraergüsse gehören nicht zum typischen Bild einer Pneumocystis-carinii-Pneumonie. Wenn sie auftreten, sind sie nicht ausgeprägt.

Im Gegensatz zur Übersichtsaufnahme zeigt die CT schon früh ganz typische und deutliche Befunde, die zu dieser Pneumonieform gehören: Die unscharfe, diffuse, inhomogene, geringe Dichteerhöhung ist über die ganze Lunge verteilt. Sie lassen die Lungengerüststruktur noch erkennen. Diese Verdichtungsareale sind immer wieder durch Zonen normalen Lungengewebes unterbrochen. Diese diffuse Verdichtung, als Ausdruck der partiellen Füllung der Alveolen, dieses Milchglasmuster der zentralen Lungenabschnitte unter Aussparung der paraseptalen und subpleuralen Anteile, ist so typisch, daß der klinische Verdacht mit hoher Sicherheit bestätigt oder abgelehnt werden kann. Die Ausbreitung ist häufig beidseitig (manchmal sehr asymmetrisch, besonders bei Pentamidin-Inhalationsprophylaxe) und in allen Lungenfeldern lokalisiert, wobei die basalen Lungenabschnitte etwas bevorzugt befallen sind.

Einschränkend ist aber zu bemerken, daß dieses Muster nicht spezifisch ist. Es ist lediglich der Ausdruck einer Alveolitis, einer (partiellen) alveolären Füllung und findet sich damit auch bei anderen Viruspneumonien, bei der exogen allergischen Alveolitis, einer floriden interstitiellen Pneumonie, bei der idiopathischen Lungenfibrose (GIP) oder bei toxischen Arzneimittelreaktionen der Lunge, von denen sie differentialdiagnostisch abgegrenzt werden muß. Diese flauen Infiltrate können sich schnell zurückbilden oder konsolidieren und trotz Therapie lange bestehen bleiben. Dies ist insbesondere bei der fibrosierenden Verlaufsform zu beobachten. Der Verlauf ist nicht vorhersehbar.

Fibrosierende Form (Abb. 4.3)

Diese Form findet sich erst bei den Rezidiven der Infektion. Neben der alveolären Füllung und dem damit verbundenen Milchglasmuster lassen sich nun auch septale Reaktionen nachweisen. Zusätzlich besteht dabei eine Desorganisation und Schrumpfung der Lungenstruktur. Diese Reaktion läßt sich in den zentralen Abschnitten, betont in den Oberfeldern, nachweisen. Oftmals sind die subpleuralen Abschnitte weniger betroffen.

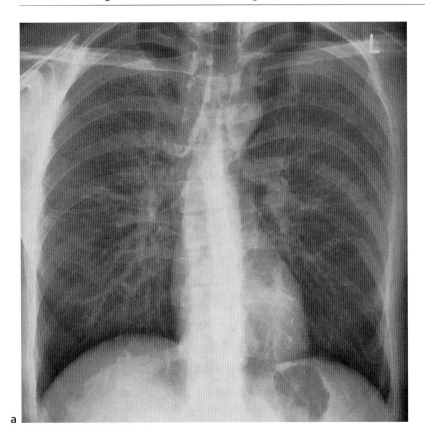

a

Abb. 4.**1a** u. **b** **Pneumocystis-carinii-Pneumonie** im frühen Stadium. Das zarte Milchglasmuster mit Aussparung peripherer Anteile ist ein typisches Bild dieser Pneumonie. Charakteristisch ist auch die Aussparung entlang der Gefäßstämme.

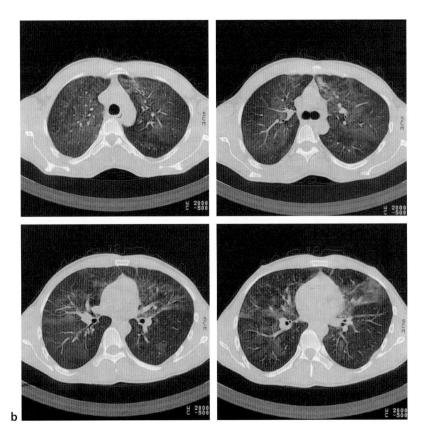

b

Abb. 4.2a u. b Pneumocystis-carinii-Pneumonie. Ausgeprägtes Bild in der CT, wobei die Thoraxübersichtsaufnahme nur geringe Veränderungen zeigt.

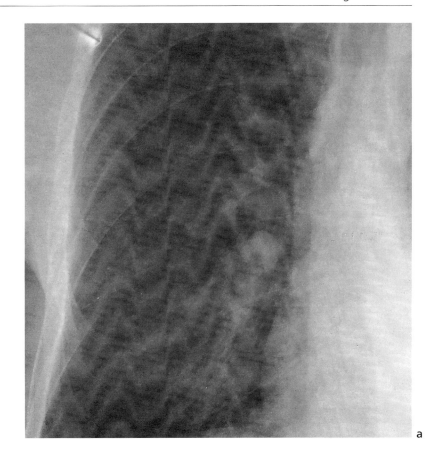

a

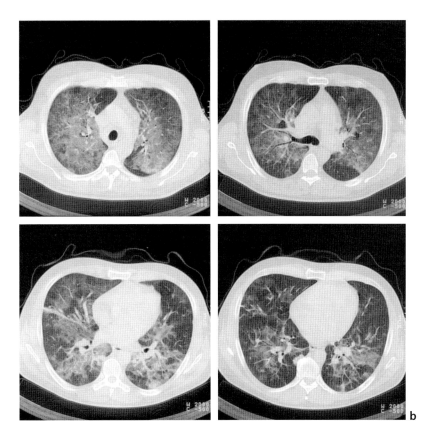

b

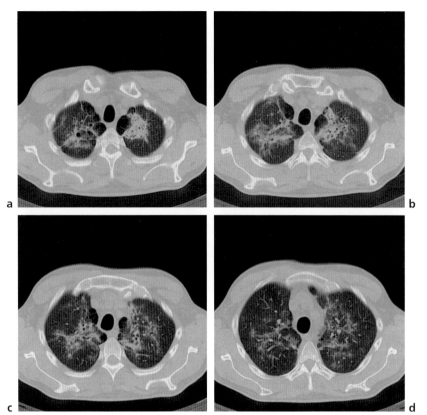

Abb. 4.**3a – d Fibrosierende Pneumocystis-carinii-Pneumonie** mit soliden Anteilen, Bronchiektasen und Desorganisation der Lungenarchitektur.

■ Atypisch zystische Verlaufsform
(Abb. 4.**4** u. 4.**5**)

Die Entstehung dieser Form ist nicht ganz geklärt. Vor allem in den Oberfeldern finden sich die zystisch-bullösen Destruktionen ohne wesentliche Umgebungsreaktion. Verlaufsbeobachtungen sprechen dafür, daß es sich um eine fast reaktionslose, schwere, einschmelzende Pneumonieform handelt. Sie tritt vor allem bei den Patienten auf, die unter Pentamidin-Inhalationsprophylaxe stehen. Wahrscheinlich reicht die protektive Wirkung dieser Inhalation in den minderbelüfteten apikalen Abschnitten nicht aus, so daß sich hier – relativ unbemerkt – diese Entzündung ausbreiten kann. Die Rezidivrate und die Schwere dieser Pneumonie wird durch diese Prophylaxe vermindert.

Disseminierte Pneumocystis-carinii-Infektionen mit Beteiligung verschiedener Organe werden zunehmend bei der chronischen Pentamidininhalationsprophylaxe beobachtet. Dabei können punktförmige und konfluierende Verkalkungen in Lymphknoten, Lunge, Milz, Leber, Nieren gefunden werden, die sich am besten durch die CT nachweisen lassen. In diesen verkalkten Bezirken können die Erreger noch lange (z. B. in der Autopsie) nachgewiesen werden.

Pilzbedingte Erkrankungen

■ Aspergillose

Der Schimmelpilzbefall der Lunge findet sich in den folgenden 3 Formen:

Allergische bronchopulmonale Aspergillose

Diese Erkrankung betrifft zunächst Patienten, die eine Disposition zu einer Lungenerkrankung aufweisen. Zum einen sind dies Patienten mit einer Mukoviszidose (zystische Fibrose), zum anderen handelt es sich um Asthmatiker.

Die Inhalation der Schimmelpilzsporen bei diesen Patienten führt zu einer allergischen Bronchialreaktion. Dabei steht hier nicht das Angehen und Wachsen der Schimmelpilze im Bronchialbaum im Vordergrund, sondern die entzündliche Reaktion der Bronchien auf das Allergen der Schimmelpilzsporen.

Röntgenologisch handelt es sich um das Bild einer Schleimpfropfverlegung von Bronchien mit V- bzw. fingerförmigen Verdichtungen, die hilifugal ausgerichtet sind.

Abb. 4.**4a–d Atypische, zystische Pneumocystis-carinii-
Pneumonie.** Die zystische
Destruktion der Lunge, die in diesem Fall eine ungewöhnliche
Gruppierung aufweist, erfolgt
durch sehr rasche Einschmelzung,
so daß oft die konsolidierende
Phase der Pneumonie gar nicht
dargestellt werden kann. Bei diesem Patienten findet sich jedoch
eine große Einschmelzung mit
Spiegelbildung. Im weiteren Verlauf (nach 2 Jahren) waren bei
diesem Patienten die zystischen
Veränderungen kaum mehr nachweisbar.

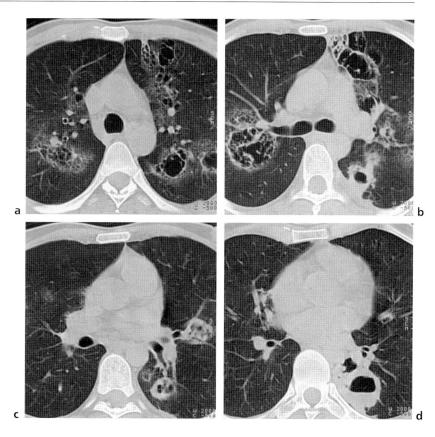

Klassisches Aspergillom (Abb. 4.6)

Vorbestehende Kavernen sind ein Nährboden für
Schimmelpilze, die als Wachstumsboden nekroti-
sches, organisches Material bevorzugen. Eingeatmete Schimmelpilzsporen können dort angehen
und einen Pilzball ausbilden. Klassischerweise
zeigt sich dieser Pilzball lageverschieblich, da er
meist nicht die ganze Höhle ausfüllt. Die charakteristische Luftsichel in der nichtabhängigen Partie
ist der diagnostische Leitbefund. Diese Pilzbesied-
lung kann zu einer Arrosionsblutung führen. Die
Hämoptyse ist oft der Anlaß für eine Röntgendiagnostik der sonst asymptomatischen Patienten.
Meist führt schon das Übersichtsbild – besonders
unter Berücksichtigung von Voraufnahmen – zur
richtigen Diagnose.

Therapeutisch sind diese Aspergillome durch
eine systemische antimykotische Therapie kaum
angehbar. In neuester Zeit wird über eine Therapie
mit direkter Instillation des Antimykotikums unter
anaeroben Bedingungen berichtet. Die durch
Schimmelpilze ausgelöste Blutung kann stark bis
lebensbedrohlich sein. Sie kann durch eine selek-
tive Embolisation der versorgenden Gefäße behandelt werden.

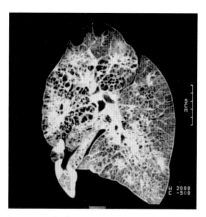

Abb. 4.**5 Atypische, zystische Pneumocystis-carinii-
Pneumonie** in der CT des Lungenpräparats. In dem weit-
gehend destruktiv umgebauten Oberlappen der linken
Lunge finden sich auch konsolidierte Areale und einzelne
Spiegel.

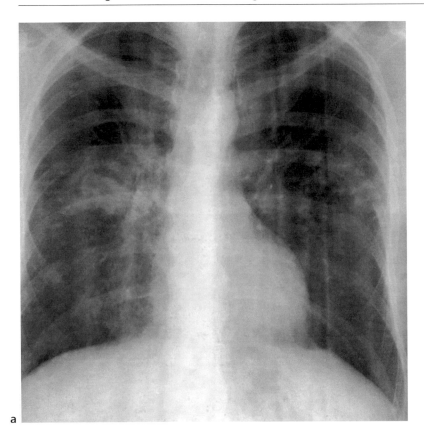

a

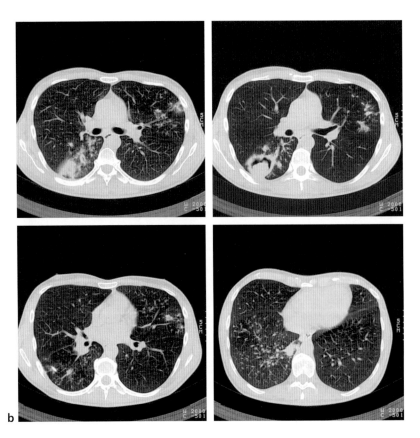

b

Abb. 4.**6a** u. **b** **Klassisches Aspergillom** in einer tuberkulösen Kaverne mit ausgeprägtem Luftsichelzeichen. Die Tuberkulose ist an der kleinknotigen Infiltration und diagonalen Streuung zu erkennen. Das Aspergillom hat sich unter der tuberkulostatischen Therapie entwickelt. Ein Diabetes mellitus ist die Grundkrankheit dieses 41jährigen Patienten.

Invasive Aspergillose

Diese Schimmelpilzentzündung betrifft erheblich abwehrgeschwächte Patienten. Dabei kommt der Abnahme der Zahl bzw. dem Fehlen weißer Blutkörperchen eine besondere Bedeutung zu. Damit sind vor allem Patienten betroffen, deren Immunabwehr völlig zusammengebrochen ist, sei es durch aggressive Chemotherapie, nach Knochenmarktransplantation, durch eine Suppression des Knochenmarks (aplastische Anämie, akute myeloische Leukose) oder bei Patienten mit AIDS unter Kortisonbehandlung. Bei einer Überflutung der Atemluft mit Schimmelpilzsporen (Baumaßnahmen) kann auch bei Personen mit normaler Immunlage eine invasive Aspergillose auftreten.

Die eingeatmeten Schimmelpilzsporen gehen im Tracheobronchialsystem an, durchwandern die Bronchialwand und zeigen eine besondere Affinität zum Blutsystem. Durch Verlegung der Blutstrombahn kommt es zu Infarktpneumonien. Die Schimmelpilzkolonie kann an Ort und Stelle wachsen. Dadurch bildet sich ein relativ solider Kern, der zu einer deutlichen Umgebungsreaktion führt. Besonders bei Besserung der Abwehrlage kommt es häufig zu Abkapselungen des Pilzballs und Abszedierungen. Die Klinik ist uncharakteristisch mit unerklärtem Fieber selbst bei ausreichender antibiotischer Therapie.

Das radiologische und das CT-Bild zeigen eine Kombination verschiedener Charakteristika:

- *Multiple, sehr unterschiedlich geformte Herde (klein – scharf oder unscharf begrenzt –; peribronchial in unterschiedlicher Größe; zentral, pleuranah; sphärisch, keilförmig)* (Abb. 4.**7**): Bei allen Patienten mit einer invasiven Aspergillose finden sich mehrere Herde, die sehr unterschiedlich konfiguriert sind. Kleine Herde mit ganz zarter und flauer Infiltration meist in den Oberlappen sind in der Regel nur in der CT und nicht auf der Übersichtsaufnahme nachweisbar. Die kleinen peribronchialen Herde sind über die ganze Lunge verteilt. Sie sind in der Regel unscharf begrenzt. Aber in $1/4$ der Fälle finden sich glatt begrenzte Knötchen.
Größere Infiltrationsareale sind meistens vorhanden. Die rechte Lungenhälfte ist insgesamt etwas mehr betroffen. Auf der linken Seite findet sich eine Betonung des Unterlappens.

- *Halo-(Hof-)Zeichen* (Abb. 4.**8**): Bei der Hälfte der Patienten mit einer invasiven Aspergillose der Lunge finden sich typische, solide Infiltrationsbezirke, die eine deutliche Umgebungsreaktion aufweisen. Dabei zeigen die Herde einen unscharfen Hof geringerer Dichte.

- *Offene Bronchien in den Herden (Bronchogramm):* Als konstanter Befund läßt sich in mindestens einem Herd ein positives Bronchogramm in der CT nachweisen. Das aspergillöse Infiltrat entwickelt sich oft in einer Bronchusgabel und entlang der Bronchien. Das Bronchiallumen wird – im Unterschied zu tuberkulösen Infiltraten – nicht verändert. Es ist möglich, daß ein offener Bronchus mitten im aspergillösen Infiltrat abbricht.

- *Luftsichelzeichen* (Abb. 4.**9**): Dieses Zeichen – eine randständige Luftansammlung – gilt als recht spezifisch für eine Aspergillose. Es soll Ausdruck einer sich bessernden Immunlage sein: Die körpereigene Abwehr ist in der Lage, die aspergillöse Infiltration einzugrenzen und eine Kaverne auszubilden. Die Luftsichel entsteht dann durch Retraktion des Pilzballs. Sie erscheint als eine exzentrische, oft unregelmäßig begrenzte Luftzone, die nicht immer in der höchsten Stelle (lageunabhängig) zu finden ist. Dieses Zeichen ist etwa bei 40% der Patienten nachweisbar. Es handelt sich dabei nicht um eine klassisches Aspergillom, da sich dieser Pilzball nicht in einer präformierten Höhle oder in einem durch eine andere Erkrankung avitalisierten (Narben-)Gebiet entwickelt, sondern in einem durch den Pilzbefall selbst destruierten Gewebebezirk.

- *Keilförmige, der Pleura aufsitzende Konsolidierungen* (Abb. 4.**7**): Bei knapp der Häfte der Patienten lassen sich infarktpneumonische Areale finden. Sie sind pyramidenförmig, wobei auch kugelige Infiltrate vorkommen. Sie zeigen einen breiten pleuralen Kontakt. Ein Pleuraerguß jedoch ist auch bei ausgeprägten Infiltraten, die die Pleura erreichen, ausgesprochen selten.

- *Kavernen mit deutlicher Binnenstruktur (Septen, unregelmäßige Wandkonturen)* (Abb. 4.**10**): In der Regel werden die aspergillösen Kavernen nicht vollständig geräumt, im Unterschied etwa zu tuberkulösen Kavernen oder bakteriellen Abszeßhöhlen. In diesen aspergillösen Kavernen finden sich somit charakteristische septenartige Binnenstrukturen und unregelmäßige Wandkonturen.
Allem Anschein nach sind diese Kavernen ein guter Boden für eine Superinfektion mit Pseudomonaskeimen. Anders formuliert sind große Kavernen und Höhlen beim Nachweis von Pseudomonaden in der Bronchiallavage hochverdächtig auf einen (vorbestehenden) Schimmelpilzbefall der Lunge.

- *Abszeßformation mit multiplen kleinen Lufteinschlüssen (Schwammzeichen):* Kleinere mehr oder weniger diffuse Lufteinschlüsse finden sich gelegentlich in Konsolidationsarealen. Sie sind ein Ausdruck für Nekroseareale bzw. aspergillöse Abszedierung.

- *Perikarde Ergüsse:* Bei über $1/3$ der Fälle besteht ein im CT nachweisbarer Perikarderguß. Diese Ergüsse bilden sich unter Behandlung zurück. In welcher Beziehung sie aber zur aspergillösen

Infektion stehen, läßt sich bisher nicht sagen. Pleuraergüsse sind selten, selbst bei ausgeprägten infarktpneumonischen Befunden.

● *Lymphknoten:* Bei $1/3$ der Patienten lassen sich mediastinal vergrößerte Lymphknoten nachweisen. Diese Lymphknoten sind nicht ausgeprägt vergrößert und eher einzeln.

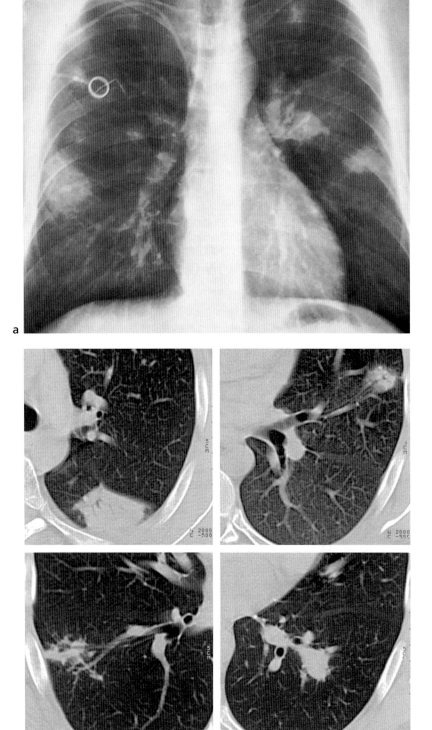

a

b

Abb. 4.**7a** u. **b**   Invasive Aspergillose bei einem 33jährigen Patienten mit akuter myeloischer Leukose. Die verschiedenen Herde weisen unterschiedliche Charakteristika auf: infarktpneumonisches Bild (keilförmiges, der Pleura aufsitzendes, solides Infiltrat), Hofzeichen (unscharfe Umgebungsreaktion), Bronchus führt in ein kleines Infiltrat, perivaskulärer Infiltratknoten.

Abb. 4.**8a – d   Große aspergillöse Herde mit deutlich
unscharfer Berandung (Hofzeichen)** bei einem Patienten mit
AIDS. Der Pleuraerguß ist untypisch für die invasive Aspergillose
und spricht für einen Schimmelpilzbefall der Pleura.

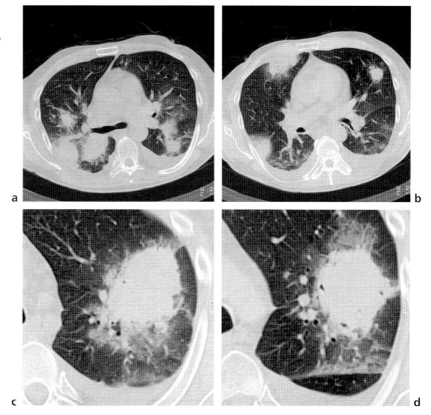

Abb. 4.**9a – d   Invasive Aspergillose mit diskreten Luftsichelzeichen.** Dieses Bild ist
typisch, jedoch ist im Einzelfall
nicht sicher, ob es sich bei der
peripheren sichelförmigen Luftansammlung wirklich um eine Luftsichel im aspergillösen Abszeß
handelt oder ob ein peripherer,
noch luftgefüllter Bronchus dabei
abgebildet wird (gleicher Patient
wie in Abb. 4.**8**).

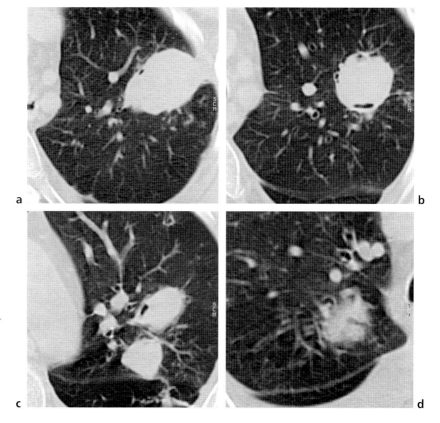

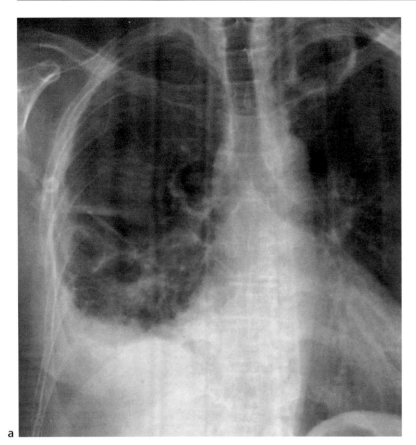

Abb. 4.**10a – c   Aspergillöse Kaverne.** Sie weist charakteristischerweise, im Unterschied zur tuberkulösen Kaverne, deutliche Binnenstrukturen und Septen auf, die im postmortalen Lungenpräparat gut, auf der Übersichtsaufnahme aber nicht sicher darstellbar sind.

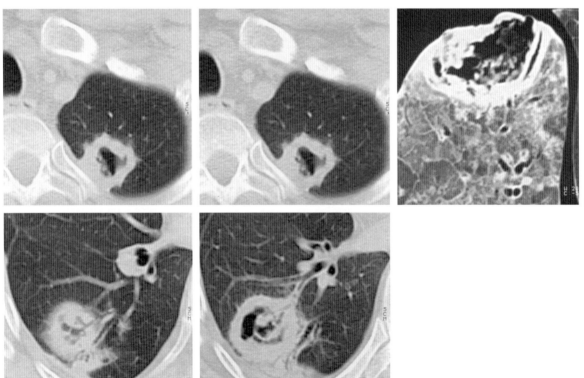

▨ Nokardiose

Auch die Nokardiose ist eine Entzündung, die abwehrgeschwächte Patienten betrifft. Darunter ist die Hauptrisikogruppe die der Nierentransplantierten. Als charakteristisches Röntgenzeichen gilt die Einschmelzung (Abb. 4.**11**). Unter unseren Patienten sind 2, bei denen der pleurale bzw. der pleuranahe Befall im Vordergund stand. Dabei war jedoch auch eine diffuse Beteiligung der Lunge nachweisbar. Knotige (1 – 1,5 cm) Herde fanden sich pleural. Davon waren einzelne solide, andere mit Einschmelzung. Der begleitende Pleuraerguß war eher gering. Der CT-Befund erinnerte an ein

Mesotheliom, jedoch zeigten Vergleichsaufnahmen 1/2 Jahr früher keine pleuralen Veränderungen. Bei 1 Patienten fand sich zusätzlich zentral im Unterlappen eine ausgedehntere einschmelzende Pneumonie. Kleinere Abszesse waren auch in der Thoraxwand und im Mediastinum abgrenzbar. Punktion und Immunologie ergaben den Nachweis von Nocardiae. Mit entsprechender Therapie konnte jeweils eine deutliche Besserung erreicht werden.

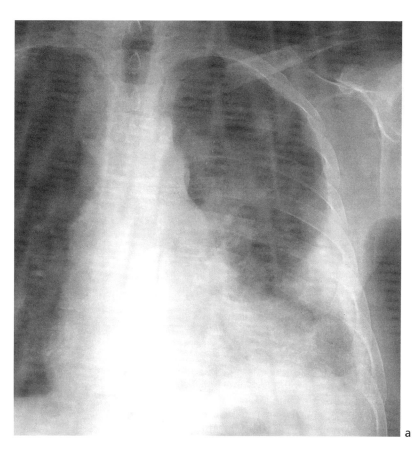

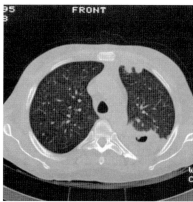 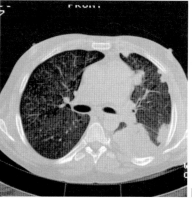

Abb. 4.**11a** u. **b** **Nokardiose.** Bei Zustand nach Nierentransplantation einseitige einschmelzende Segmentpneumonie mit multiplen pleuralen Herden und Thoraxwandabszessen.

Bakterienbedingte Erkrankungen

■ Tuberkulose

In der neueren radiologischen Literatur findet die Tuberkulose wieder ein wachsendes Interesse. Dies ist darauf zurückzuführen, daß wieder eine relative Zunahme der Tuberkulose zu verzeichnen ist. Seit Beginn des Jahrhunderts – bis auf die Zeit um die beiden Weltkriege – sank bei der Tuberkulose die Mortalität und Morbidität fast kontinuierlich. Dadurch, daß in Mitteleuropa die Tuberkulosefreiheit des Tierbestands erreicht werden konnte, nahm die Inzidenz so weit ab, daß die Schirmbildreihenuntersuchung aufgegeben und viele Tuberkuloseheilstätten geschlossen werden konnten. Jedoch hat sich diese Entwicklung nicht weiter fortgesetzt. Im Gegenteil, in den letzten Jahren haben die Neuerkrankungen an Tuberkulose wieder zugenommen:

- Durch die verstärkte Mobilität der Bevölkerung (Migration, Tourismus) taucht diese Erkrankung auch wieder aus Gebieten auf, in denen sie noch endemisch ist. Gerade bei Patienten aus afrikanischen und asiatischen Ländern finden sich manchmal sehr schwere Bilder und Verläufe.
- Hier in Mittleuropa ist die Tuberkulose noch immer eine Erkrankung, die vornehmlich Patienten aus gesellschaftlichen Randgruppen mit schlechten hygienischen Verhältnissen betrifft. Dazu müssen vor allem Obdachlose gezählt werden. Da diese Gruppe durch die zunehmende Dauerarbeitslosigkeit anwächst, ist auch aus diesem Grund mit einer Zunahme der Tuberkulosehäufigkeit zu rechnen. Wahrscheinlich ist aber als abwehrschwächender Faktor vor allem der Alkoholkonsum anzuschuldigen.
- Die Risikogruppe für Tuberkuloseerkrankungen nimmt mit den HIV-infizierten Personen weiter zu. Besonders auffällig ist, daß Patienten dieser Gruppe zu einer Zeit an Tuberkulose erkranken, zu der ihre Immunität noch nicht vollständig zusammengebrochen ist. In der Regel erkranken sie mit einer T_4-Helferzellzahl von noch über $400/mm^3$. Das bedeutet, daß sie die Tuberkulose zu einem Zeitpunkt erleiden, an dem noch nicht mit opportunistischen Infektionen gerechnet werden muß. Damit kann die Tuberkulose die erste Erkrankung sein, die den Hinweis auf eine HIV-Infektion gibt.

Die Lunge wird durch die Tuberkulose am ehesten betroffen, da ihre Übertragung hauptsächlich durch Tröpfcheninfektion von Mensch zu Mensch erfolgt. Dabei sind die Luftwege die Haupteintrittspforte. Ob eine Erkrankung überhaupt auftritt, hängt von verschiedenen Faktoren ab. Dabei ist von Bedeutung, wie intensiv die Exposition und Abwehrlage des Patienten ist.

Die Lungentuberkulose hat oft nur eine geringe klinische Symptomatik und wird aufgrund ihrer relativ geringen Ansteckungsfähigkeit vor allem im engeren häuslichen Kontakt übertragen. Zu berücksichtigen ist, daß die Infektion mit den Tuberkelbazillen der Erkrankung lange (oft viele Jahre) vorausgehen kann, so daß bei Entdeckung eines Patienten mit offener Lungentuberkulose wahrscheinlich schon mehrere Personen infiziert worden sind. Wenn die Tuberkulose früh erkannt und therapiert wird, ist die Behandlung relativ sicher und komplikationsarm. Mit Fortschreiten der Erkrankung aber erhöht sich zusätzlich das therapeutische Risiko.

Aus diesen Gründen kommt einer rechtzeitigen und sicheren Diagnostik eine wichtige Bedeutung zu.

Weil es sich bei der Tuberkulose aber um eine inzwischen seltene Erkrankung handelt, die dennoch in Deutschland nie ganz verschwunden ist, wird sie oft in differentialdiagnostische Überlegungen nicht einbezogen. In einigen entwickelten Ländern wurde bei Patienten, die an einer Tuberkulose verstarben, diese Diagnose in 20 – 50% der Fälle intravital nicht gestellt.

Pathologisch wird die Tuberkulose durch das verkäsende Granulom charakterisiert. Diese Granulomatose definiert auch das radiologische Grundmuster: das Knötchen. Dies wird besonders deutlich bei der Miliartuberkulose (Abb. 4.**12**). Aber bei der Lungentuberkulose bleibt das Krankheits- und Erscheinungsbild nicht auf das Granulom beschränkt, sondern dehnt sich, wie andere bakterielle Lungenentzündungen, über weitere Areale aus.

Deshalb findet sich normalerweise eine Kombination verschiedener Befunde je nach betroffener Struktur (Lunge, Pleura, Mediastinum). Wie in Tab. 4.1 dargestellt wird, unterscheidet sich die Verteilung der Befunde bei unseren Patienten von denen, die in der Literatur beschrieben werden.

Dies mag auch dadurch bedingt sein, daß wir nicht sicher zwischen einer primären (also sicheren Neuinfektion) und einer Reaktivierung unterscheiden können. Es gibt radiologische und klinische Zeichen und anamnestische Hinweise, mit denen eine solche Unterscheidung möglicherweise getroffen werden kann. Im Einzelfall ist die Unterscheidung jedoch sehr schwierig.

Klassisch findet sich die primäre Tuberkulose bei Kindern, und der Verlauf ist oft subklinisch. Symptomatisch wird sie durch einseitige Pneumonie mit hilärer Lymphadenopathie. Zunehmend werden auch „atypische" Erscheinungsformen und Verläufe beobachtet, weil es sich bei der Tuberkulose des Erwachsenen heute oft um eine primäre Erkrankung handelt. Dafür können neben der gesteigerten Mobilität der Bevölkerung auch noch andere Faktoren von Bedeutung sein. Immerhin fanden sich unter 90 Patienten mit gesicherter Tuberkulose 34 Patienten (38%) mit einer primä-

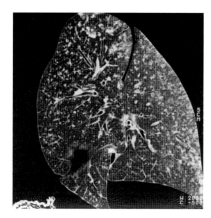

Abb. 4.**12** **Miliartuberkulose**
in der CT eines Lungenpräparats
eines Patienten mit AIDS.

Tabelle 4.**1** Befunde in der CT bei Tuberkulose.
Eigene Untersuchung und Literaturvergleich

	%	Literatur-angaben
Mediastinale Lymphome	70	10 – 35 %
Miliare Bilder	19	6
Kleine Infiltrate:		
● rundlich	57	
● unregelmäßig	11	
Knotige Infiltrate	33	
Konsolidierungen	52	50
Kleine Einschmelzung	28	
Kaverne	28	29 – 45
Verdickte Bronchien	44	
Bronchiektasen	12	
Korkenzieherbronchien	24	
Linksseitiger Befall	11	
Rechtsseitiger Befall	20	
Beidseitiger Befall	70	13 – 16
Einseitiger Erguß	11	18 – 70

ren Erkrankung, die durch folgende Merkmale gesichert worden war:

● Tuberkulinkonversion und kultureller Nachweis von Mycobacterium tuberculosis,
● Tuberkulinkonversion ohne kulturellen Nachweis von Mycobacterium tuberculosis bei Kindern mit klinischem und radiologischem Bild einer Tuberkulose,
● positive Kultur von Mycobacterium tuberculosis bei anergen Patienten ohne frühere Tuberkulose.

Bei der Lokalisation der primären Lungentuberkulose wurde gezeigt, daß sie in jedem Lappen auftreten kann. Eine Betonung der rechten Seite wird mit 50 – 69% angegeben und ein beidseitiger Befall wird bei etwa 15% der Patienten gesehen. Dies entspricht nicht unseren Beobachtungen, da wir einen streng einseitigen Befall nur bei $^1/_4$ der Patienten gefunden haben. Bei den hier untersuchten Patienten war ein beidseitiger Befall mit 70% deutlich häufiger gefunden worden, als in der Literatur angegeben. Dabei besteht aber in über der Hälfte der Fälle eine einseitige Betonung des Befalls mit Überwiegen der rechten Seite. Für die postprimäre Tuberkulose gilt die Dominanz der apikoposterioren Oberlappensegmente und das traditionell als typisch angesehene Bild der diagonalen Streuung, obwohl es nur in 10% der Fälle gefunden wird.

Entscheidend für die Diagnose einer Tuberkulose ist der Keimnachweis. Aber häufig gelingt selbst bei schweren Tuberkulosen kein Keimnachweis im Direktpräparat durch die Bronchoskopie, die bronchoalveoläre Lavage oder im Magensaft.

Der kulturelle Nachweis, der mehrere Wochen dauert, kommt für eine adäquate Therapie zu spät. Deshalb ist vor allem die Radiologie gefordert, da einer sicheren Röntgendiagnostik eine entscheidende Bedeutung zukommt. Bei der Vielzahl von unterschiedlichen Erregern, die zu Lungenaffektionen führen, ist zu entscheiden, ob es radiologische Befunde oder Befundkonstellationen gibt, die die Diagnose einer Tuberkulose wahrscheinlich machen oder ausschließen können.

Für die radiologische Diagnostik gilt, daß neben der klassischen Thoraxübersichtsaufnahme die CT wichtige Charakteristika zeigt, die die Diagnostik sicherer werden lassen:

● *Größere Infiltrate und Konsolidierungen* (Abb. 4.**13**): Hier läßt sich kein für die Tuberkulose spezifisches Muster herausarbeiten. Dennoch sind verschieden verteilte, zum Teil lokalisierte, zum Teil ausgedehnte Konsolidierungen mit gleichförmiger Konfiguration eher bei der Tuberkulose als bei anderen Pneumonien zu finden.

● *Knotige Infiltrate* (Abb. 4.**14**): Entlang den Bronchialwegen stellen sie eine bronchogene Aussaat dar und sind typisch für die Tuberkulose. Sie werden in dieser Form bei anderen Pneumonieformen sehr selten beobachtet.

● *Miliare Knötchen* (Abb. 4.**12** u. 4.**15**): Das miliare Bild ist charakteristisch. Nur bei der Tuberkulose findet sich eine so gleichförmige Streuung der kleinen Herde. Im Einzelfall ist jedoch auch dieses Bild nur schwer von dem einer disseminierten Sarkoidose zu trennen.

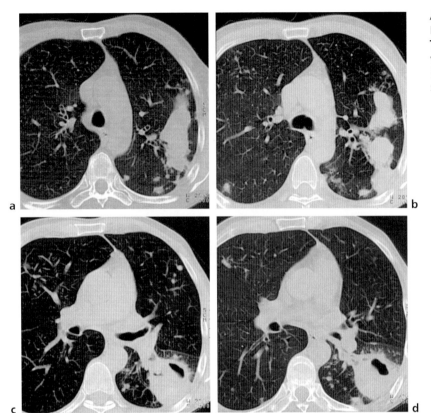

Abb. 4.**13a – d   Ausgedehnte Bronchial- und kavernöse Tuberkulose.** Auf die Diagnose weisen die kleinen gestreuten Knötchen, auch der Gegenseite, sowie die Verkalkungen hin.

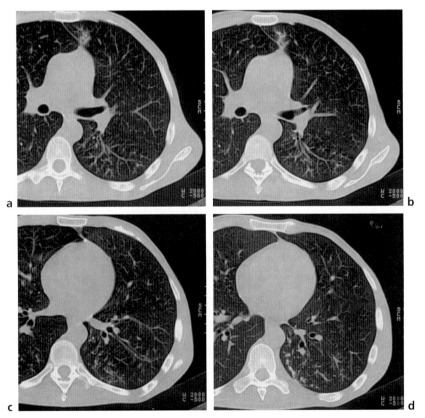

Abb. 4.**14a – d   Frische, kleinknotige Lungentuberkulose** mit diskret verdickten Bronchialwänden und Bronchiektasen.

Abb. 4.**15a – d Kavernöse Lungentuberkulose** mit fast miliarer Streuung der kleinen Knötchen bei einer 85jährigen Patientin.

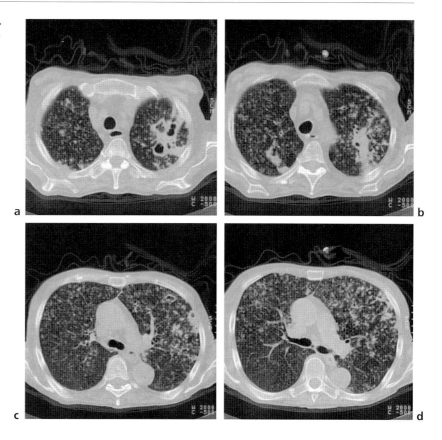

- *Verdickte Bronchialwände und Bronchiektasen* (Abb. 4.**14**, 4.**16** u. 4.**17**): Eine Verdickung der Bronchialwände ist bei der Diagnose der Tuberkulose ein hilfreiches Zeichen, das als Indikator für die Aktivität des Prozesses dienen kann. Bei nahezu der Hälfte unserer Patienten fand sich eine bronchiale und peribronchiale Infiltration zum Teil mit nachgeschaltetem konsolidierendem oder abszedierendem Infiltrat. Die Tuberkulose führt zu schweren Veränderungen des Lungenparenchyms mit Fibrose und Schrumpfung. Zusammen mit der Infiltration der Bronchialwand ist dies der Boden für die Ausbildung von Bronchiektasen. Deshalb ist es bei der Tuberkulose typisch, daß in ausgedehnteren Infiltraten die Bronchien deutliche Kaliberschwankungen aufweisen und perlschnur- bzw. korkenzieherartig erscheinen (Abb. 4.**17**).

- *Kavernen* (Abb. 4.**13**, 4.**16**, 4.**18** u. 4.**21**) *und Einschmelzungen* (Abb. 4.**15** u. 4.**19**): Zu den charakteristischen und spezifischen Befunden bei der Tuberkulose gehören die Einschmelzung und die Kaverne. Der Nachweis und die Darstellung von Einschmelzungen und Kavernen gelingt leichter und sicherer durch die CT. So waren bei 16 der 30 Patienten mit computertomographisch nachgewiesenen Einschmelzun-

gen und Kavernen diese in den Übersichtsaufnahmen nicht oder nur in geringerem Ausmaß sichtbar. Das bedeutet, daß in über der Hälfte der Fälle dieser Befund durch die Übersichtsaufnahme unterschätzt wurde.

Darüber hinaus ist es computertomographisch oft gut möglich, den Ableitungsbronchus darzustellen und das befallene (Sub-)Segment sicher zu identifizieren. Dies gelingt eindeutig besser als in der klassischen Schichtuntersuchung. Schwere Destruktionen der Lunge (Abb. 4.**17** u. 4.**20**) sind heute bei der Tuberkulose sehr seltene Befunde. Sie entstehen bei ausgedehnten kavernösen, käsigen Pneumonien (Abb. 4.**21**), die kaum noch beobachtet werden. Bei uns sind 2 Patienten mit diesem Erkrankungsbild verstorben. Differentialdiagnostisch muß diese ausgedehnt destruierende Form gegen die atypische Form der Pneumocystis-carinii-Pneumonie abgegrenzt werden (Abb. 4.**5**).

- *Mediastinale Lymphome:* Da bei über 70% der Patienten mit einer Lungentuberkulose in der CT vergrößerte mediastinale Lymphknoten nachgewiesen werden können, kommt diesem Befund eine wichtige Bedeutung zu. In der Thoraxübersichtsaufnahme sind die Lymphome nicht oder nur schwer zu erkennen.

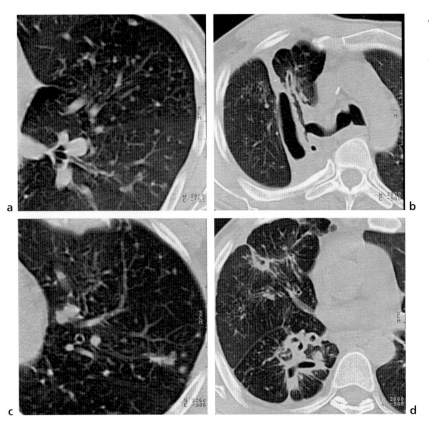

Abb. 4.**16a – d   Kavernöse und Bronchialtuberkulose** mit deutlicher Verdickung von Bronchialwänden, Ausbildung von Bronchiektasen und kleinknotiger Aussaat.

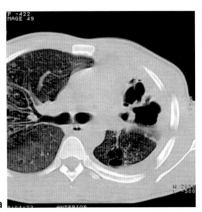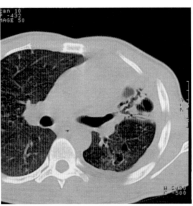

Abb. 4.**17a u. b   Ausgedehnte Lungentuberkulose** bei einem 26jährigen Patienten. Typisch bei der Tuberkulose ist die Beteiligung der Bronchialwände, wie sie im rechten Oberlappen nachweisbar ist. Ganz charakteristisch ist im konsolidierten Areal die korkenzieherartige Deformierung der Bronchien.

In über ¹/₃ unserer Fälle wurden also in der CT Lungenbefunde aufgedeckt, die auf der Übersichtsaufnahme nicht so genau zu diagnostizieren waren. Darunter sind Bronchitiden, Einschmelzungen und Kavernen und kleinere, auch knotige Infiltrate. In einigen Fällen wurde die richtige (Verdachts-)Diagnose der Tuberkulose erst durch die CT gestellt.

Abb. 4.**18a – d   Kavernöse Lungentuberkulose** mit kleinknotiger Streuung.

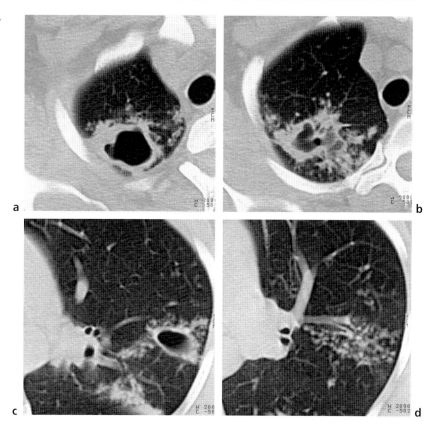

Abb. 4.**19a** u. **b   Lungentuberkulose.** Kleines, eingeschmolzenes tuberkulöses Infiltrat. Die Diagnose der Lungentuberkulose kann durch die begleitende knotige Infiltration wahrscheinlich gemacht werden.

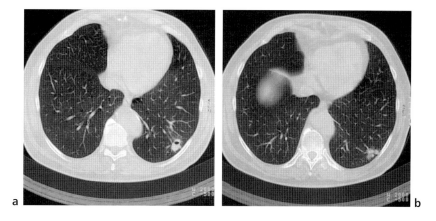

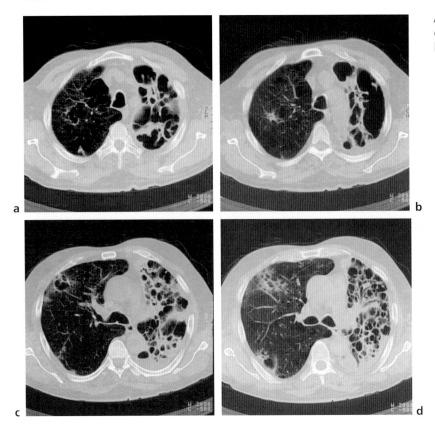

a   b

c   d

Abb. 4.**20a – d**   **Ausgedehnt destruierende Lungentuberkulose.**

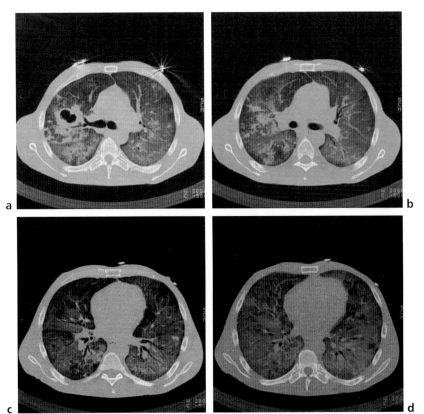

a   b

c   d

Abb. 4.**21a – d**   **Ausgedehnt kavernös-käsige Lungentuberkulose.**

Erkrankungen durch unklare Erreger

▓ Sarkoidose

Bei der Sarkoidose handelt es sich um eine entzündlich granulomatöse Systemerkrankung. Histologisch findet sich das nichtverkäsende epitheloidzellige Granulom. Die Ätiologie dieser Erkrankung ist unbekannt. Wahrscheinlich handelt es sich nicht um eine geschlossene Erkrankungseinheit, sondern eher um eine Reaktion des Organismus auf verschiedene Auslöser, die im einzelnen nicht bekannt sind. Sie mündet in einer gemeinsamen pathogenetischen Endstrecke: der Sarkoidosereaktion. So kann z.B. die Berylliose als eine Sarkoidose bekannter Ätiologie angesehen werden. Sie läßt sich klinisch, radiologisch und histologisch – außer durch den Nachweis von Beryllium – nicht von einer Sarkoidose unterscheiden.

Obwohl die Erkrankung verschiedene Organe betrifft und nahezu alle Organsysteme befallen kann, haben die thorakalen Organe, Lunge und Mediastinum, eine besondere Bedeutung, Etwa 92% der Patienten zeigen zum Zeitpunkt der Diagnose ein pathologisches Thoraxbild.

Einerseits ist die Diagnose der Sarkoidose eine Ausschlußdiagnose anderer granulomatöser Erkrankungen, andererseits ist die Befundkombination aus Klinik, Röntgen, Histologie aus transbronchialer oder offener Lungenbiopsie, bronchoalveolärer Lavage und Lungenfunktion so charakteristisch, daß in der Mehrzahl der Fälle die Diagnose eindeutig gestellt werden kann.

Dennoch ist im Einzelfall die Diagnose der Sarkoidose außerordentlich schwierig, da die Erkrankung in sehr vielen verschiedenen Formen auftreten kann. Atypische Verlaufs- und Erscheinungsformen finden sich in 25–30% der Fälle. Dieser Prozentsatz steigt auf fast 60% bei Patienten, die über 50 Jahre alt sind.

Bei der Aufarbeitung differentialdiagnostisch unklarer Fälle interstitieller Lungenerkrankungen in einer gemeinsamen Konferenz mit Pneumologen, Radiologen und Pathologen wurde in über 13% der für unklar und problematisch gehaltenen Fällen diffuser Lungenerkrankungen nach gemeinsamer Diskussion der vielfältigen Befunde eine Sarkoidose diagnostiziert. Damit ist unter den differentialdiagnostisch schwierigen Fällen die Sarkoidose die häufigste Erkrankungsgruppe.

Pathologisch-anatomisch wird die Lungensarkoidose durch die multiplen, nichtverkäsenden epitheloidzelligen Granulome bestimmt. Diese Granulome finden sich in den Bronchialwänden, den Alveolarsepten, in den Wänden der Pulmonalarterien und -venen.

Es wird vermutet, daß ein unbekanntes Antigen eine Alveolitis mit folgender granulomatöser Reaktion verursacht. In etwa 20% der Fälle führt die Erkrankung zu einer Fibrosierung der Lunge, die bis zur Ausbildung einer Wabenlunge fortschreiten kann.

Aufgrund dieser unterschiedlichen Reaktionsmuster ist die röntgenmorphologische Klassifizierung schwierig. International hat sich eine Stadieneinteilung anhand der Röntgensymptomatologie im Übersichtsbild durchgesetzt, die einfach und gut reproduzierbar ist:

* Stadium 0: Normalbefund,
* Stadium I: Lymphadenopathie,
* Stadium II: Lymphadenopathie mit Lungenbefall,
* Stadium III: Lungenbefall ohne Lymphadenopathie,
* Stadium IV: Lungenfibrose.

Auch im Stadium I, bei dem im klassischen Thoraxübersichtsbild keine Lungenveränderungen nachweisbar sind, werden dennoch fast immer (bis zu 80%) diagnoseweisende Befunde in der transbronchialen Lungenbiopsie gewonnen. Das bedeutet, daß auch bei negativem Röntgenbild in diesem Stadium eine interstitielle Lungenerkrankung vorliegt. Dies wird durch die Tatsache belegt, daß bei fast allen Patienten, die im Stadium I transbronchial biopsiert oder einer offenen Lungenbiopsie unterzogen wurden, Granulome in der Lunge gefunden werden.

Die CT kann in dem Stadium, das bisher als Stadium I der Sarkoidose gegolten hat, häufig Lungenveränderungen aufdecken, die in der Übersichtsaufnahme nicht zu erkennen sind und so zur Sicherung der Diagnose beitragen.

Die Schwere der radiologischen Veränderungen, wie sie im Übersichtsbild sichtbar sind, kann nach der modifizierten ILO-Klassifikation für Pneumokoniosen eingeteilt werden. Diese Graduierung korreliert jedoch nur wenig mit Parametern, die bei Lungenfunktionsuntersuchungen ermittelt werden. Dies liegt darin begründet, daß im Übersichtsbild hauptsächlich die Knötchen abgebildet und wahrgenommen werden. Aber gerade diese Struktur hat den geringsten Einfluß auf die Lungenfunktion. Von viel größerer Bedeutung für die Einschränkung der Lungenfunktion sind die fibrosierenden (linearen) und alveolären (Milchglasmuster) Elemente, die in der Übersichtsaufnahme nur schlecht abgebildet und erkennbar sind. Wenn in der CT die Veränderungen semiquantitativ mit visuellem Scoresystem eingeschätzt werden, kann die Korrelation mit den Lungenfunktionstests deutlich verbessert werden.

Bis heute gibt es noch keine Methode, keine Parameter, die in der Lage wären, den Aktivitätsgrad und die Prognose der Erkrankung verläßlich abzuschätzen. Die 10. Internationale Sarkoidose-Konferenz kam zu dem Schluß, daß weder ^{67}Ga-Scans noch das Angiotensin converting enzyme (ACE) noch die Spülflüssigkeit aus der bronchoalveolären Lavage verläßliche Indikatoren sind, die eine Aussage über die Wahrscheinlichkeit eines

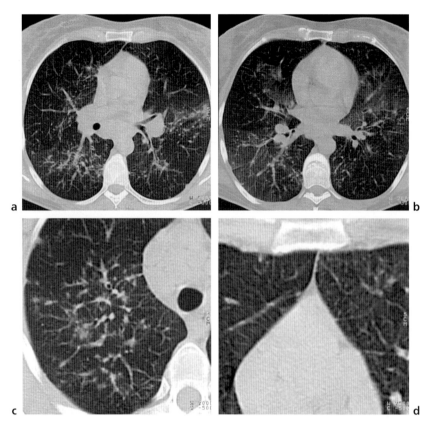

Abb. 4.**22a – d** **Sarkoidose** mit peribronchialen Knötchen, pleuralen Knötchen und pleuranaher Fibrose (retrosternal, paramediastinal), mediastinalen und hilären Lymphomen. Die Milchglasareale sind Ausdruck eines akuten Schubs der Erkrankung.

Fortschreitens oder Verschwindens der Erkrankung oder über Notwendigkeit und Erfolg einer steroidalen Behandlung zulassen.

Die CT deckt typische Veränderungen der Sarkoidose auf, wie sie mit der klassischen Radiographie nicht zu erfassen sind. Sie zeigt:

- Lymphknotenvergrößerungen hilär und mediastinal (Abb. 4.**22**), auch wenn sie in der Übersichtsaufnahme nicht nachweisbar sind. Dieser Befund findet sich bei den Sarkoidosepatienten in der CT in über 90% der Fälle. Bei jedem 4. Patienten (26%) weisen die Lymphknoten auch Verkalkungen auf (Abb. 4.**23**).
- Pleuraveränderungen in etwa 90% der Fälle. Dabei handelt es sich meist um Knötchen und septale Linien (80%) (Abb. 4.**22**) und seltener um flächige Verdichtungen (40%). Die Knötchen und die flächigen Veränderungen lassen sich eher in den Oberfeldern, die septalen Linien eher in den Unterfeldern nachweisen.

- *Intrapulmonal:*
  - Kleine Knötchen (1 – 2 mm). Die Verteilung dieser unregelmäßigen Knötchen ist für die Diagnose wegweisend. Das axiale interstitielle Bindegewebe, d. h. das Gefäß-Bronchus-Bündel, ist die Matrix, in der sich das epitheloidzellige Granulom vorwiegend entwickelt. Wichtig ist, daß die CT auch eine Analyse der

Bronchialstruktur erlaubt. So finden sich bei bis zu 65% der Patienten Verdickungen der Bronchialwände. Davon sind etwa $^2/_3$ gleichmäßig (Abb. 4.**24**), $^1/_3$ knotig verdickt.

Deshalb kann es so erscheinen, als ob die Knötchen sich entlang dieser Scheide vom Hilus nach peripher hin ausdehnen (Abb. 4.**25**). Die granulomatöse Entzündung führt damit zu einer unregelmäßigen Verdickung des Gefäß-Bronchus-Bündels. Auch bei negativem Übersichtsbild können diese Herde gefunden werden.
Wie gezeigt, ist die Ausbreitung der Knötchen nicht ausschließlich an das axiale Bindegewebe, dort in etwa $^1/_3$ der Fälle, gebunden. Es gibt auch eine pleuranahe Verteilung, wobei in etwa der Hälfte der Fälle Knötchen der Pleura direkt aufsitzen können oder auch im subpleuralen Lungenparenchym lokalisiert sind.

- Lineare Elemente, die Ausdruck der zunehmenden Fibrosierung sind. Durch die Kombination mit Knötchen, die aufgrund der überlagernden Fibrose im Übersichtsbild kaum abzugrenzen sind, können die sonst unspezifischen Fibrosierungen differentialdiagnostisch eingeordnet werden (Abb. 4.**22**).
Bei der Sarkoidose ist eine diffuse Lungenfibrose möglich, die nur schwer vom Bild einer

Abb. 4.**23a – d   Sarkoidose** mit
ausgeprägten verkalkten Lymphomen und perihilärer Fibrose und
Knötchen im Lungenparenchym.

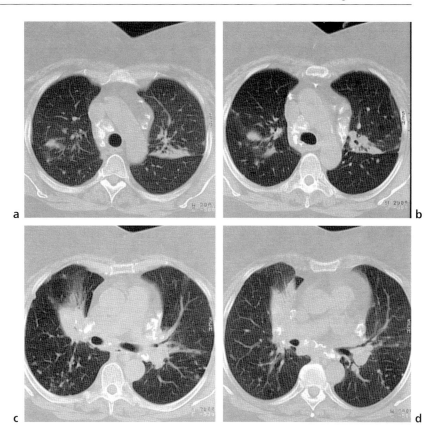

Abb. 4.**24a – d   Sarkoidose** mit
typischen unregelmäßigen Bron-
chialwandveränderungen.

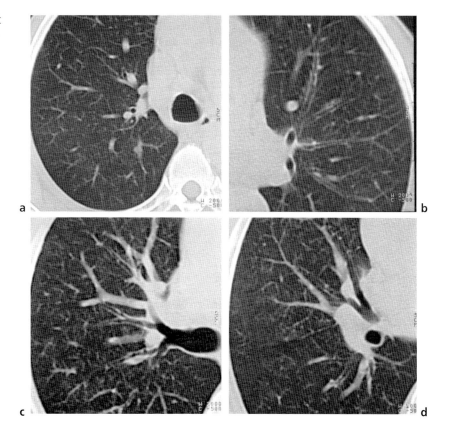

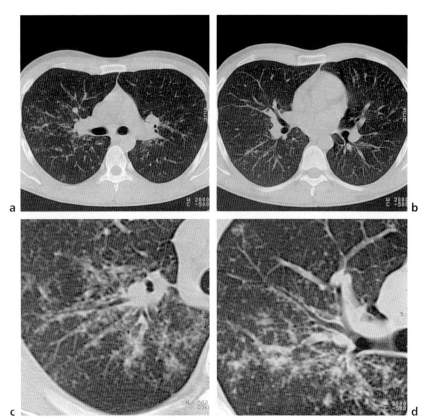

Abb. 4.**25a – d Sarkoidose** mit ausgeprägten Knötchen entlang der Gefäß-Bronchus-Bündel.

idiopathischen Lungenfibrose abzugrenzen ist (Abb. 4.**26**). Im Unterschied zur idiopathischen Lungenfibrose zeigt die Sarkoidose eher einen diffusen Lungenbefall und eine Betonung der mittleren und oberen Lungenanteile.

– Flächenhafte, diskrete, diffuse Verdichtungen als Ausdruck eines floriden Schubs (Abb. 4.**22**). Dieser Befund kann in der Übersichtsaufnahme wegen der unterschiedlichen Weichteilüberlagerung untergehen. Dieses Muster der Milchglastrübung kann sowohl der akuten Alveolitis entsprechen als auch Ausdruck einer Fibrose des alveolären Bindegewebes sein. Handelt es sich um eine floride Sarkoidose, so ist sie einer steroidalen Therapie gut zugänglich. Die alveoläre Fibrose hingegen läßt sich durch Steroide nicht mehr bessern. Eine Unterscheidung in der CT erscheint sehr schwierig. Jedoch führt die perialveoläre Fibrose zu einer Reaktion des Bronchialsystems mit Ausbildung von Bronchi(olo)ektasien. Sind solche Bronchiektasen computertomographisch nicht zu erfassen, so kann von einer akuten alveolitischen Lungenreaktion ausgegangen werden.

– Perihiläre Ballungen, die in der CT eine charakteristische Form aufweisen (Abb. 4.**23**, 4.**27** u. 4.**28**). Der Hilus ist in den fibrotischen Verdichtungsbezirk einbezogen, die Bronchien sind dick eingescheidet, und breite Fibrosezüge reichen in die Peripherie. Diese fibrotischen Ballungen können einschmelzen und einen guten Nährboden für eine Besiedlung durch Pilze (Aspergillus) bieten.

Atypische Befunde sind, wie oben erwähnt, bei der Sarkoidose nicht ungewöhnlich.

Bei unserem Patientengut finden wir verschiedene Verteilungsmuster der pulmonalen Sarkoidose in der CT:

● *Hilifugale Verteilung* (25%): Etwa $^1/_4$ der Patienten weist in der Regel ausgeprägte Veränderungen auf, die vom Hilus in die Peripherie reichen. Dabei kann es sich sowohl um Knötchen als auch um fibrosierende Elemente handeln.

● *Mikronoduläres Muster* (30%): Diese Patienten weisen weniger offensichtliche Veränderungen auf. Typische Befundkonstellation sind hier: Lymphknotenvergrößerungen, Pleuraveränderungen und Knötchen in mehreren Lungenfeldern.

● *Disseminiertes Muster* (4%).

● *Makronoduläres Muster* (5%), *nummuläres Muster* (4%): Bei dieser Form finden sich deutlich größere Knoten in der Lunge, die als num-

Abb. 4.26a – f Sarkoidose mit diffuser Lungenfibrose, die sich im Charakter nicht von einer idiopathischen Lungenfibrose unterscheidet. Jedoch schließt die Verteilung mit Betonung der apikalen Lungenanteile eine idiopathische Lungenfibrose aus.

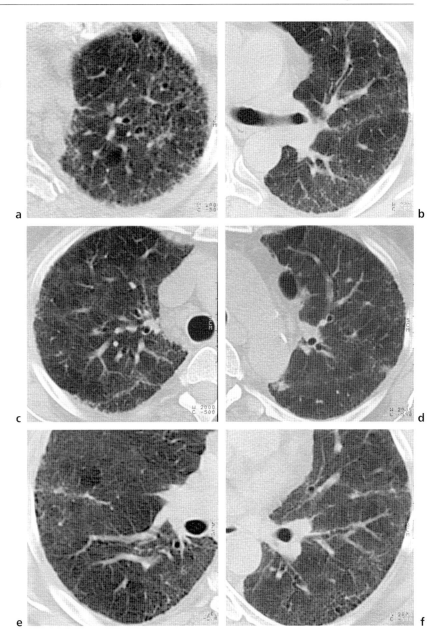

muläre Sarkoidose (Münzenform) bis zu einer Größe von mehreren Zentimetern gemessen werden können (Abb. 4.**29**). Eine ausgeprägte perifokale Bindegewebsreaktion ist eher selten.

- *Fibrose* (5%): Bei diesem Bild der fortgeschrittenen Erkrankung finden sich ausgedehnte Netzmuster mit Michglasinfiltration. Dazu gehört auch die Störung und Deformierung der Lungenarchitektur.

- *Nicht zuordenbare Muster:* Knapp 20% unserer Patienten lassen sich jedoch keinem dieser Verteilungsmuster zuordnen. Dies entspricht auch wieder der Tatsache, daß die Sarkoidose ein breites Spektrum untypischer und wenig spezifischer Verläufe zeigt, was die Diagnose und Beurteilung dieser Erkrankung so schwierig macht.

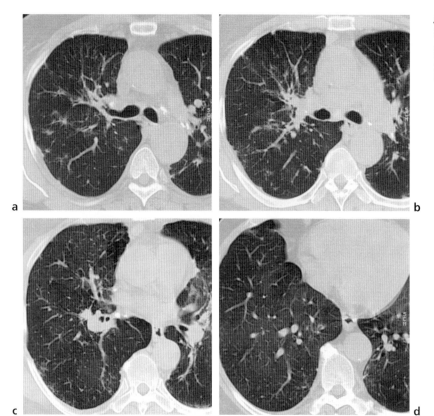

Abb. 4.**27a – d** **Sarkoidose** mit Knötchen, Bronchusveränderung, perihilärer Fibrose, pleuraler Beteiligung und verkalkten Lymphknoten.

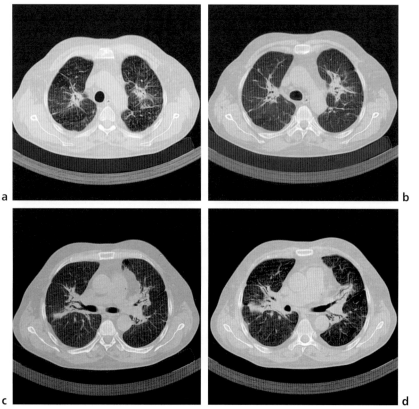

Abb. 4.**28a – d** **Sarkoidose mit perihilärer Fibrose.** Dieses symmetrische Bild und die Verteilung sind typisch bei der Sarkoidose. Mediastinal sind noch kleinere Lymphknoten nachweisbar.

Abb. 4.**29a – d Sarkoidose.**
Diese nummuläre Form (Münzenform) ist recht selten. Bei dieser
Patientin weisen die Herde teilweise die Charakteristika einer
invasiven Aspergillose (Hofzeichen, offener Bronchus) auf,
jedoch konnte eine Schimmelpilz-
infektion ausgeschlossen werden.

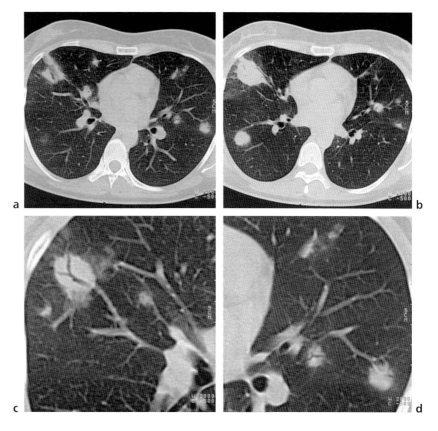

Gewöhnliche interstitielle Pneumonie (GIP)

Hierbei handelt es sich um die akute Phase der idiopathischen Lungenfibrose. Diese beiden Aus-
drücke werden auch synonym verwendet. Bis
heute ist kein auslösendes Agens und keine sichere
Ätiologie dieser Erkrankung gefunden worden. In
dieser akuten Phase läßt sich die Entzündung, die
computertomographisch durch das Milchglasmuster bestimmt wird, nicht von einer interstitiellen
Pneumonie anderer Genese unterscheiden. In
gleicher Weise kommen auch akute Viruspneumonien, Chlamydieninfektionen, Pneumocystis-
carinii-Pneumonie und exogen allergische
Alveolitiden zur Darstellung. Die Verteilung der
Veränderungen kann für die Diagnose hilfreich
sein. Sie ist bei gewöhnlichen interstitiellen Pneumonien peripher-subpleural und basal betont, wie
auch die nachfolgende Ausprägung der Fibrose
(Abb. 4.**30** – 4.**32**).

Die Fibrosen bei Kollagenosen (Abb. 4.**33**)
unterscheiden sich nicht von der idiopathischen
Lungenfibrose in bezug auf Charakter und Vertei-
lung der Veränderungen. Sie sind jedoch in aller
Regel weniger ausgeprägt. Meist wird nicht die
Kollagenose anhand der Lungenveränderungen

diagnostiziert, sondern umgekehrt, im Rahmen der
Abklärung einer Kollagenose, die Lunge mit untersucht. Bei der systemischen Sklerodermie kann die
Luftfüllung der Speiseröhre, die in der CT gut zu
sehen ist, als Hinweis auf die Grunderkrankung
gewertet werden.

Die Diagnose der gewöhnlichen interstitiellen
Pneumonie ist zu weiten Teilen eine Ausschlußdiagnose. Da sie durch Steroide zu behandeln ist, muß
sie nur von den Infektionen abgetrennt werden. Oft
gelingt die sichere Eingruppierung erst nach einer
(offenen?) Lungenbiopsie. Hier hat die CT eine
besondere Bedeutung, da sie am besten in der Lage
ist, die optimalen Biopsieorte zu definieren.

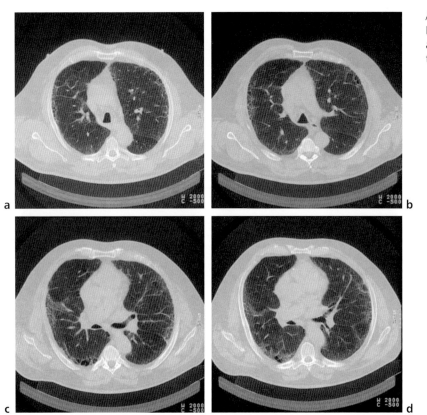

Abb. 4.**30a – d   Idiopathische Lungenfibrose.** Sie ist wenig ausgeprägt und mit typischer Verteilung.

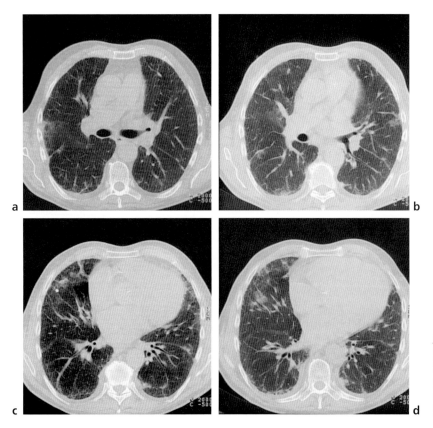

Abb. 4.**31a – d   Idiopathische Lungenfibrose.** Die diffuse Dichteerhöhung mit deutlicher Betonung der subpleuralen Zone und der basalen Lungenabschnitte ist hierfür typisch.

Abb. 4.**32a** u. **b Ausgeprägte idiopathische Lungenfibrose mit typischer Verteilung.** Subpleural und basal betont. Typische kleinzystische Fibrose, die sich auch entlang der Gefäß-Bronchus-Bündel nach zentral ausdehnt und so ein arkadenförmiges Muster ergibt.

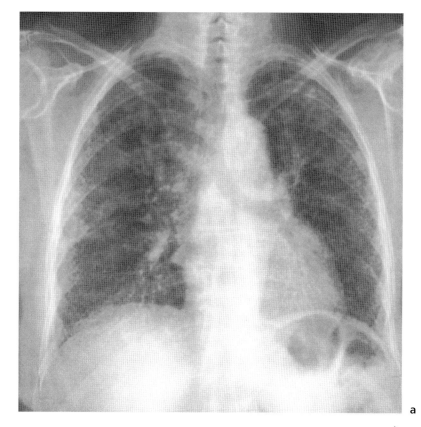

a

Abb. 4.**32b** ▶

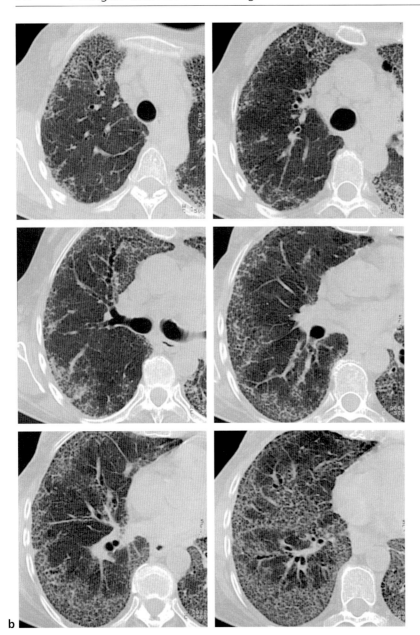

Abb. 4.**32b**

b ▶

Abb. 4.**33a – d   Fibrose bei sytemischem Lupus erythematodes.** Basal ausgeprägte subpleurale Parenchymbänder mit umgebendem Milchglasmuster. Die Fibrose bei Kollagenosen entspricht in ihrer Art einer idiopathischen Lungenfibrose, bleibt jedoch meist auf die hinteren Randwinkel beschränkt. Parenchymbänder sind differentialdiagnostisch nicht wegweisend, da sie bei unterschiedlichen fibrosierenden Lungenerkrankungen auftreten.

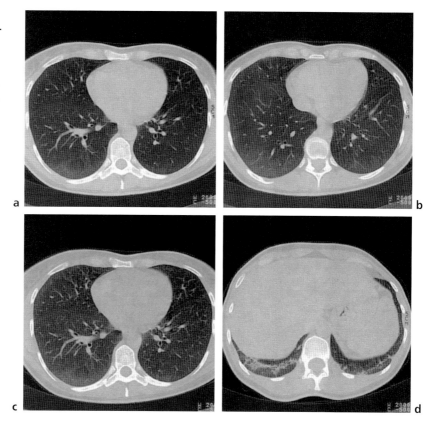

Allergisch bedingte Erkrankungen

Exogen allergische Alveolitis

Die Inhalation von organischen Stäuben kann bei entsprechend disponierten Personen zu einer allergischen Lungenreaktion führen. Diese Reaktion ist zum Teil dosisabhängig. So kann die Inhalation größerer Mengen eines solchen Allergens zu einer akuten, sehr bedrohlichen Symptomatik mit ausgeprägter Luftnot führen. Dagegen entwickeln Patienten mit einer langdauernden aber niedrigen Belastung eine chonisch fibrosierende Lungenerkrankung. Die Fibrose der exogen allergischen Alveolitis zeigt nicht das typische Muster der idiopathischen Lungenfibrose. Wenn also das in der CT zu findende Muster der Art und Verteilung nach nicht sicher zu einer idiopathischen Lungenfibrose paßt, ist differentialdiagnostisch am ehesten an eine exogen allergische Alveolitis zu denken.

Die exogen allergische Alveolitis hat in der Liste der entschädigungspflichtigen Berufskrankheiten eine gewisse Bedeutung (Farmerlunge). Dabei spielen Pilzallergene eine besonders große Rolle. In der Berufskrankheitenverordnung sind verschiedene Erkrankungen aufgeführt, die jedoch jeweils nur einen kleinen Personenkreis betreffen.

Viel größere Bedeutung haben die nicht beruflich erworbenen Erkrankungen. Ursächlich dafür sind eine Vielzahl potentieller Inhalationsallergene organischer Herkunft (Bettfedern, Haustiere, Wasch-, Lösungsmittel).

Verschiedene Phasen können unterschieden werden:

- *Akute Phase:* Hierbei handelt es sich um eine schwere, akute, allergische Reaktion auf eingeatmete organische Stoffe, die im Zusammenhang mit der Anamnese ein charakteristisches klinisches Bild mit anfallsartiger Atemnot, trokkenem Husten, Fieber und Krankheitsgefühl bietet. Sie führt sofort zu einer entsprechenden Therapie.

- *Subakute Phase:* Diese Form – bei längerdauernder Allergenexposition aber in niedriger Dosierung – kann klinisch differentialdiagnostische Schwierigkeiten bieten. Hier zeigt das CT-Bild zwar charakteristische, aber wenig spezifische Befunde. Die alveoläre Exsudation läßt sich in der CT mit deutlicher flauer Dichteerhöhung zentrilobulär, häufig unter Aussparung der peripheren Läppchenanteile und des subpleuralen Raums, gut nachweisen.
Bei diffusem Befall läßt sich die exogen allergische Alveolitis in dieser Phase in der CT nur

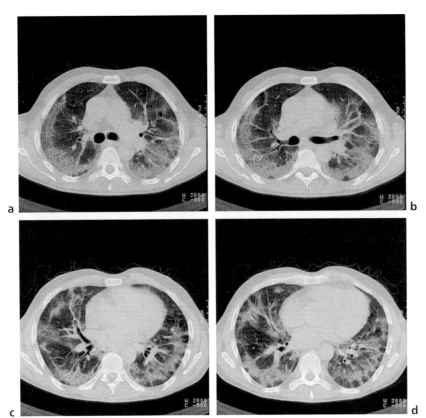

Abb. 4.**34a – d   Exogen allergische Alveolitis.** Ausgedehnte Fibrose und Milchglasmuster.

schwer von einer Viruspneumonie, einer Pneumocystis-carinii-Pneumonie oder einer gewöhnlichen idiopathischen interstitiellen Pneumonie unterscheiden. Das Verteilungsmuster mag bei der Differenzierung hilfreich sein. Erkrankungen der Lunge mit „immunologischem Hintergrund", wie etwa die exogen allergische Alveolitis oder auch Vakulitiden vom Typ Wegener, lassen gewöhnlich den subpleuralen Raum relativ frei. Dagegen findet sich aber bei der gewöhnlichen interstitiellen Pneumonie oder bei der idiopathischen Lungenfibrose eine streng subpleurale Betonung. Eine genaue Begründung für diese Beobachtung ist bisher nicht gefunden. Wahrscheinlich hängt es mit der Lymphdrainage zusammen. Während die Lymphdrainage im subpleuralen Raum über die Pleura erfolgt, drainieren die zentraleren Lungenanteile über das Lymphsystem des bronchovaskulären Bündels nach zentral.

- *Fibrosierende Phase:* Diese Unterscheidung gilt auch für die fibrosierende Phase (Abb. 4.**34**). Wenn das Fibrosemuster nicht sicher dem der idiopathischen Lungenfibrose mit streng basaler und auch subpleuraler Betonung entspricht, so muß differentialdiagnostisch neben anorganisch inhalativen Noxen auch an die exogen allergische Alveolitis gedacht werden.

Physikalisch bedingte Erkrankungen

Strahlenfibrose, Strahlenpneumonitis (Abb. 4.35)

Wird die Lunge oder ein Teil der Lunge im Rahmen einer Strahlentherapie (z. B. bei Mammakarzinom oder bei Mantelfeldbestrahlung bei malignem Lymphom) miterfaßt, so reagiert sie mit einer strahleninduzierten Entzündung. In der akuten Form zeigt das CT-Bild dieser Pneumonitis die Zeichen der Alveolitis mit Exsudation. Das Milchglasmuster muß sich dabei nicht auf das bestrahlte Gebiet beschränken, sondern kann über weite Teile der Lunge ausgedehnt sein. Im weiteren Verlauf bildet sich eine Fibrose aus. Diese Form der Fibrose läßt sich computertomographisch relativ leicht zuordnen. Die Veränderungen spiegeln das Bestrahlungsfeld wider, d. h. die Verteilung folgt nur dieser technischen Geometrie und respektiert nicht die anatomischen (segmentalen oder bronchialen) Grenzen und Strukturen.

Strahlenfibrotische Veränderungen können in der CT deutlicher nachgewiesen werden als im Thoraxübersichtsbild.

Abb. 4.**35a – d Strahlenpneumonitis** bei einem 25jährigen
Patienten mit malignem Lymphom nach Mantelfeldbestrahlung.

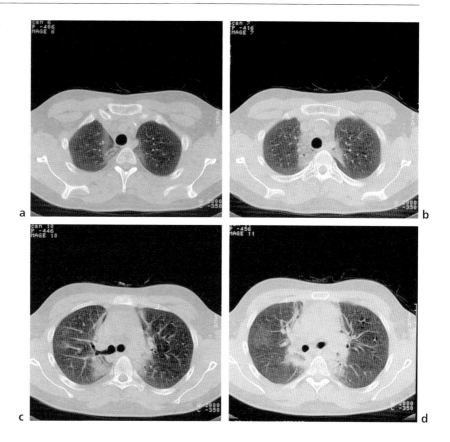

Inhalationsschäden der Lunge durch anorganische Stäube (Pneumokoniosen)

Die Pneumokoniosen, die Lungen- und Pleuraveränderungen durch anorganische Stäube (Silikose,
Asbestose, Mischstaubpneumokoniose), werden
anhand der klassischen Röntgenübersichtsaufnah-
men beurteilt. Diese Klassifikation nach der ILO
muß sich auf die Übersichtsaufnahme beschränken, da heute die Hauptrisikobereiche in Ländern
sind, in denen eine weitergehende radiologische
Infrastruktur nicht zur Verfügung steht.

Die wichtigen Kriterien und Gesichtspunkte
für die Klassifikation finden sich in: Bohlig, H., E.
Hain, H. Valentin, H.J. Woitowitz:

Die Weiterentwicklung der Internationalen
Staublungenklassifikation und ihre Konsequenzen
für die arbeitsmedizinischen Vorsorgeuntersu-
chungen staubgefährdeter Arbeitnehmer (ILO
1980/Bundesrepublik). Prax. Pneumol. 35. (1981)
1134-1139.

Für die CT–Klassifikation stellt der folgende
Beitrag den derzeitigen Stand der Diskussion dar.

Standardisierte Befundung bei berufs-bedingten Lungen- und Pleuraverän-derungen (in Anlehnung an die ILO-Staublungenklassifikation von 1980)

K. G. Hering

■ Einleitung

Die ILO-Klassifikation von 1980 ist die Grundlage
der seit 1971 in der Bundesrepublik Deutschland
benutzten EDV-gerechten Arztberichtvordrucke
VA-3 G1, jetzt bereits in der 8. Auflage.

Die p.-a.-Aufnahme der Lunge in Hartstrahl-
technik bleibt auch aus Gründen der ubiquitären
Verfügbarkeit und zum epidemiologischen Vergleich die international einheitliche Basisuntersu-
chung für die Überwachung und Begutachtung
beruflich staubexponierter Personen. Heute wird
weitgehend akzeptiert, daß die HR-CT ein unerläß-
licher Bestandteil der Diagnostik von Staublungen-
erkrankungen ist. Vereinbarungen über eine stan-
dardisierte Untersuchungstechnik und einheitli-

che Befundung existieren bislang aber nicht. Der hier vorgestellte CT-Beurteilungsbogen (Abb. 4.36) basiert auf Erfahrungen aus gutachterlichen Stellungnahmen und Beiträgen der Mitglieder der *Arbeitsgemeinschaft „Diagnostische Radiologie bei berufs- und umweltbedingten Erkrankungen"der DRG* und ist als Synopse anzusehen.

■ Zielsetzung

Der vorliegende Leitfaden soll dazu dienen, die CT-Befundung der Pneumokoniosen zu standardisieren und dem ILO-Schema anzunähern. Für die CT-Registrierung verwenden wir für die kleinen Schatten die gleichen Buchstaben, jedoch durch ein Apostroph spezifiziert, ergänzt durch die Buchstaben v', w', x'. Die Symbole „be" (Bronchiektasen), „br" (Bronchitis, „Nachbarschaftszeichen"), „cl" (verkalkte Lymphknoten, zur Differenzierung von Eierschalenlymphknoten), „gg" (ground glass), „ra" (Rundatelektase) und zusätzliche Kürzel für Angaben über Gerüstdestruktion (honeycombing) und Emphysem wurden hinzugefügt. *Da die angewandten Buchstaben lediglich als beschreibende Hinweise gelten und keine pathohistologische oder ätiopathogenetische Aussage beinhalten, kann das Schema auch bei berufsunabhängigen Lungen- und/oder Pleuraerkrankungen angewandt werden.*

■ Standardisierte Beurteilung der CT-Untersuchung (Abb. 4.36)

Untersuchungsbogen

Beurteilung der Untersuchungsqualität

+	= gut/keine diagnostische Einbuße,
+/–	= technische Mängel ohne wesentliche Beeinträchtigung der diagnostischen Aussage,
+/– –	= technische Mängel, die die Beurteilung der Lunge oder der Pleura beeinträchtigen
u	= unbrauchbar.

Lungenparenchym:

- *Lokalisation:* Übertragung der CT-Schnitte auf das 3-Felder-System der ILO, keine anatomische Zuordnung. Befunde mehrerer Schnitte, die 1 Feld zugehören, werden in der jeweiligen Lokalisation zusammengefaßt; R/LO = rechtes/linkes Oberfeld; R/LM = rechtes/linkes Mittelfeld; R/LU = rechtes/linkes Unterfeld; für Pleuraveränderungen zusätzlich R/LD = rechtes/linkes Diaphragma.

- *Streuung:* Für die Streuung, d. h. das Ausmaß der parenchymalen Veränderungen, muß bei

der CT-Befundung mangels Standardfilme die verbale Definition mit Koppelung an die Erkennbarkeit der anatomischen Lungenstrukturen wieder aufgegriffen und den 4 Hauptkategorien (0, 1, 2, 3) zugeordnet werden. Die Subkategorien in der aufsteigenden 12er Skala von –/0 bis 3/+ entfallen ganz. Die mit arabischen Ziffern 0–3 charakterisierten Gradabstufungen sind zwar in Analogie zur ILO (1980) ausgewählt worden, sind mit deren Kategorieangaben jedoch nur annäherungsweise vergleichbar. Um einen Minimalbefund mit nur vereinzelten Veränderungen zu kodieren, kann in diesen Fällen die 0 *und* die 1 angegeben werden, für die übrigen Kategorien ist dies nicht möglich. Jedes Feld, d. h. Befunde sämtlicher CT-Schnitte, die lokalisatorisch zusammengefaßt werden (s. Lokalisation), wird einzeln klassifiziert und entsprechend registriert:

0 = keine,
1 = lockere Streuung, Lungenstrukturen eindeutig identifizierbar,
2 = mitteldichte Streuung, normale Lungenstrukturen teilweise überlagert,
3 = dichte Streuung, normale Lungenstrukturen kaum zu identifizieren, weitgehend oder vollständig überlagert.

- *Weitere Formen:*
  – KFS rundlich (kleine rundliche Fleckschatten) – Durchmesser:
    p' = < 1,5 mm (auch mikronodulär),
    q' = 1,5–3 mm,
    r' = 3–10 mm.

  – KFS irregulär (kleine irreguläre Fleckschatten) – Kaliber: (maximal 1 cm lang, auch Kontakt mit Pleura möglich):
    s' = <1,5 mm, fein, linear,
    t' = 1,5 – 3 mm, mittelgrob, noch linear,
    u' = 3 – 10 mm, grob, vorwiegend klecksig.

  – FS linear (vorwiegend lineare Fleckschatten) Kaliber und Länge: länger 1 cm, dicker 1 mm, supleural oder Kontakt mit Pleura und/oder „ra" möglich):
    v' = Dicke/Kaliber >1 mm, < 1 cm, Länge 1–2 cm,
    w' = Dicke/Kaliber >1 mm, < 1 cm, Länge 2–4 cm,
    x' = Dicke/Kaliber > 1 mm, < 1 cm, Länge > 4 cm, Parenchymbänder, (Craw's feet).

Häufigste Formen KFS und FS: Angabe der 3 häufigsten Formen in der Reihenfolge des Nachweises, die übrigen werden fallengelassen; auch aus einer Gruppe möglich, z. B. s', t', u'; die Angabe in dieser Zeile ist nicht obligat, insbesondere wenn die Häufigkeit nicht abgestuft zugeordnet werden kann.

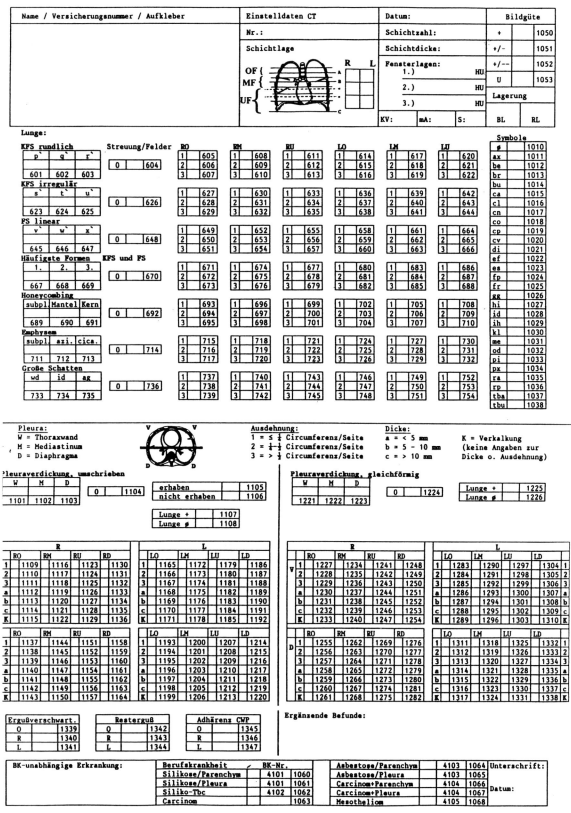

Abb. 4.**36** **CT-Beurteilungsbogen nach Hering** (in Anlehnung an die ILO-Klassifikation).

Wabenstrukturen (honeycombing)

Destruktion des Parenchyms mit kleinzystischer, fibrotischer Umwandlung und unterschiedlicher Ausprägung; diese ist auch bei den Symbolen erfaßt und anzugeben. Graduierung und Angaben zur Lokalisation sollen in dieser Spalte erfolgen. Neben der Feldangabe werden die anatomische Zuordnung, ob subpleural oder paraseptal, und die Lage im Lungenmantel oder Kern registriert:

0 = keine,
1 = einzelne honigwabenartige Strukturen im Feld bis > als $^1/_3$ der Schicht,
2 = honigwabenartige Strukturen in < $^1/_3$ bis zur $^1/_2$ der Schicht, Lungenstrukturen nur noch andeutungsweise zu identifizieren,
3 = honigwabenartige Strukturen in mehr als $^1/_2$ der Schicht, Lungenstrukturen nicht mehr zu identifizieren.

Emphysem

Überblähung mit unterschiedlich ausgeprägter Zerstörung des Parenchyms ohne wesentliche Fibrose. Graduierung und Angaben zur Lokalisation sollen in dieser Spalte erfolgen. Neben der Feldangabe werden wieder die anatomische Zuordnung zur Pleura und ihren Septen sowie dem Parenchym, wie azinär (panazinär/zentriazinär), und/oder Narbenbereichen (paracicatriform) registriert:

0 = kein Emphysem,
1 = Emphysem und/oder Bullae mit einem Durchmesser >1 cm, Überblähung bis zu $^1/_3$ der Schicht,
2 = einzelne oder mehrere Bullae oder Überblähung der Lungenstrukturen in < als $^1/_3$ bis zur $^1/_2$ der Schicht,
3 = einzelne oder mehrere Bullae oder Überblähung der Lungenstrukturen in > als $^1/_2$ der Schicht.

Große Schatten

Verschattung in 2 senkrechten Ebenen > 1 cm im Durchmesser, auch solche, die nicht den Pneumokoniosen zuzuordnen sind. Der Verdacht auf ein Karzinom wird durch das Symbol „ca" ausgedrückt; Flächenschatten, z. B. pneumotischer Art, können unter „od" erfaßt und verbal erläutert werden, zusätzlich sind Angaben über Lokalisation und scharf abgrenzbar (wd), unscharf (id) und anatomisch zugeordnet (ag) möglich:

0 = keine Schatten,
1 = Durchmesser einzeln oder in der Summation 1–5 cm,
2 = Durchmesser einzeln oder in der Summation > 5 cm bis $^1/_2$ der Schicht,
3 = Durchmesser einzeln oder in der Summation > $^1/_2$ der Schicht.

Pleurale Veränderungen (Abb. 4.37)

Definitionsgemäß werden erfaßt:
- „Gleichförmige" Pleuraverdickungen: Regionale oder ausgedehnte konfluierende Pleuraverdikkungen im Niveau der Pleura *mit oder ohne* computertomographisch darstellbarer subpleuraler Fibrose, die im unmittelbaren Kontakt mit der Pleura steht.
- „Umschriebene" Pleuraverdickungen: Tafelbergartig *erhaben* (Plaques, Randwulst) oder flach bis hügelförmig (nicht erhaben) aus dem Pleuraniveau beginnend *mit oder ohne* computertomographisch darstellbare subpleurale Fibrose mit Kontakt zur Pleura.
- Verkalkungen.
- Schwartenbildung mit und ohne Verklebung des kostophrenischen Winkels (CPW).
- Angabe. Resterguß für R und L; ein freier Erguß wird mit „ef" und eine Rundatelektase mit „ra" zusätzlich registriert.
- Pleuramesotheliom als Symbol „me" ergänzend zu den übrigen Angaben.

- *Lokalisation:* Übertragung der CT-Schnitte entsprechend dem Vorgehen bei der Parenchymbeurteilung, zusätzlich Angabe zur Lage in bezug zur Bifurkationsebene – V und D, Angaben für die jeweiligen Felder sowie für das Diaphragma rechts und/oder links:

W = Thoraxwand,
M = Mediastinum,
D = Diaphragma,
V = ventral der Bifurkationsebene,
D = dorsal der Bifurkationsebene.

- *Ausdehnung (Verbreitung):*
0 = keine,
1 = < $^1/_4$ der Zirkumferenz einer Seite,
2 = $^1/_4$–$^1/_2$ der Zirkumferenz einer Seite,
3 = > $^1/_2$ der Zirkumferenz einer Seite.

- *Dicke (umschrieben und gleichförmig auch mit Kalk):*
a = > 5 mm,
b = 5 bis 10 mm,
c = > 10 mm.

Symbole

Die Symbole und ihre Bedeutung sind von der ILO-Klassifikation übernommen und teilweise ergänzt. Die Beantwortung ist obligatorisch – d. h. auch die „0"-Angabe muß jedesmal erfolgen – und kann in der Rubrik „Ergänzende Befunde" eingehender beschrieben werden, notfalls in einem zusätzlichen, frei formulierten Befundbericht.

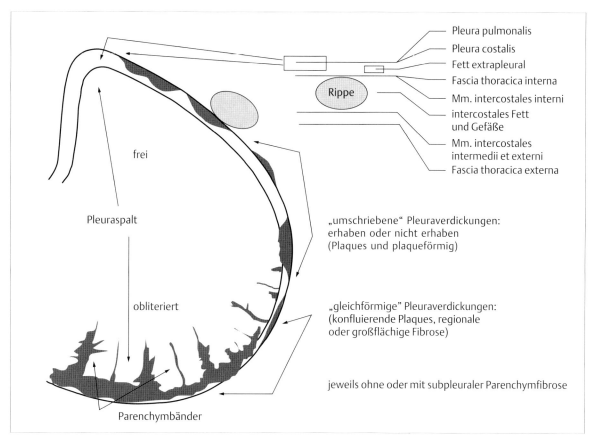

Abb. 4.**37** **Pleuraveränderungen.**

- *Definitionen:*
  0   = keine,
  ax = Koaleszenz der Fleckschatten,
  be = Bronchiektasen,
  br = Bronchitis, akut und/oder chronisch,
  bu = Bulla, zusätzliche Angabe zur Emphysemangabe im Bogen,
  ca = Lungenkrebs
  cl = verkalkte Lymphknoten, zur Differenzierung von „es",
  cn = Verkalkung innerhalb eines Pneumokonioseknötchens,
  co = abnorme Herzform und -größe,
  cp = Cor pulmonale oder pulmonale Hypertension,
  cv = Kaverne, Einschmelzungen,
  di = Distorsion intrathorakaler Strukturen, Verlagerung, Schrumpfung,
  ef = Pleuraerguß, frei,
  em = Emphysem, zusätzlich zur Angabe im Bogen,
  es = Eierschalenverkalkung hilärer und/oder mediastinaler Lymphknoten,
  fp = Fett, pleural,
  fr = Rippenfrakturen,
  gg = milchglasähnliche Verschattung („ground glass"),

  hi = Vergrößerung hilärer und/oder mediastinaler Lymphknoten, > 1,5–2 cm
  id = Zwerchfellunschärfe (ill defined diaphragma),
  ih = unscharfe Herzkontur (ill defined heartborder),
  kl = Kerley-Linien, anzugeben, wenn Verdacht auf kardiale Ursache besteht,
  me = malignes Mesotheliom der Pleura, des Perikards oder des Peritoneums,
  od = andere Befunde von Bedeutung („other disease"), Erläuterung unter „Ergänzende Befunde",
  pi = Pleuraverdickung in den Interlobärspalten, Seitenangabe R/L,
  px = Pneumothorax (bei zusätzlichem Erguß „ef")
  ra = Rundatelektase/Lappenverklebung, evtl. zusätzlich zur Angabe „Schwarte",
  rp = rheumatoide Knoten (= Caplan-Syndrom),
  tba = Tuberkulose, aktiv,
  tbu = Tuberkulose, nicht aktiv.

Silikose

Die Silikose ist eine chronische Granulomatose, eine noduslär-destruktive Lungenerkrankung, die durch die Auseinandersetzung der Reinigungs- und Abwehrmechanismen der Lunge mit dem inhalierten Quarzstaub entsteht. Wenn die Partikelgröße der eingeatmeten Stäube die kritische Größe von 3 μm unterschreitet, erreichen die Partikel die terminalen Bronchiolen und Alveolen. Sie können dann nicht mehr durch die mukoziliare Reinigung entfernt werden.

Die Entstehung einer Erkrankung nach einer Staubexposition hängt von verschiedenen Faktoren ab. Sowohl die Konfiguration der Partikel sowie die Toxizität der Stäube und die Intensität und Dauer der Staubbelastung ist von Bedeutung als auch (genetische) Dispositionsfaktoren des Patienten.

Die Silikose ist nahezu ausschließlich beruflich bedingt. Neben den Bergarbeitern und Tunnelmineuren sind auch Arbeiter an Sandstrahlgebläsen und Steinschleifer gefährdet. Reine Silikosen sind heute selten. Häufiger finden sich Mischstaubpneumokoniosen durch den Umgang mit verschiedenen Werkstoffen und Mineralien. Eine Berufsgruppe mit dem Risiko einer Mischstaubpneumokoniose stellen z. B. die Zahntechniker dar. Sie bearbeiten in Gesichtsnähe unterschiedlichste Metall- und Keramikwerkstoffe beim Gießen, Formen und Bearbeiten von prothetischem Material.

Durch Vorsorge- und Schutzmaßnahmen am Arbeitsplatz hat die Zahl der Neuerkrankungen deutlich abgenommen und spielt keine große Rolle mehr. Dennoch gibt es auch heute noch Arbeitsplätze, über deren Gefährlichkeit zu wenig bekannt ist. Aufgrund der Chronizität der Erkrankung hat die Silikose, wie auch die anderen Pneumokoniosen, immer noch eine Bedeutung bei Fragen der Arbeits- und Berufsunfähigkeit und bei der Berentung.

Bei der Silikose werden 4 Formen unterschieden:

- einfache Silikose,
- massive Fibrose (silikotische Ballung),
- Silikotuberkulose,
- akute Silikose.

Inzwischen konnte gezeigt werden, daß die CT der klassischen Radiographie überlegen ist. Sie zeigt sicherer die typischen Befunde der Silikose (Abb. 4.**38** u. 4.**39**):

- *Knoten und Knötchen* und deren Ausbreitung und Verteilung mit Betonung der Oberfelder.
- *Zarte, sich verzweigende Verdichtungen:* Diese entsprechen einer irregulären Fibrose um die respiratorischen Bronchiolen mit begleitendem, lokalem Emphysem, auch wenn in der Übersichtsaufnahme nur kleinste Knötchen nachgewiesen werden.

- *Obstruktiv-emphysematöse Veränderungen* im Rahmen der Fibrose, die so auf der Übersichtsaufnahme nicht gefunden und eingeschätzt werden können.
- *Massive Fibrosen:* Dabei handelt es sich um Ballungen, größer als 1 cm im Durchmesser, die aus einer zunehmenden Aggregation kleiner silikotischer Granulome entstehen. Sie entwickeln sich über Jahre.

Diese Ballungen und Konglomerate müssen aus differentialdiagnostischen Gründen erkannt und sicher zugeordnet werden. Dahinter können sich andere Komplikationen verbergen, die von einer Silikose abzugrenzen sind. Dies gilt insbesondere für die Tuberkulose oder ein Bronchialkarzinom.

Die Silikose gilt nicht als Präkanzerose. Das Bronchialkarzinom zeigt in der silikotischen Lunge ein gleiches Verteilungsmuster, was sowohl die Lokalisation als auch den histologischen Typ betrifft, wie in einer nicht staubexponierten Lunge. Während die Silikose und ihre Ballungen eine deutliche Präferenz für die Oberfelder aufweist, läßt sich beim Bronchialkarzinom keine bevorzugte Lokalisation nachweisen. Differentialdiagnostisch mag noch von Bedeutung sein, daß die silikotische Ballung häufig von einem Emphysemmantel umgeben ist. Dieser weist auf den chronisch schrumpfenden Prozeß hin und ist aus prinzipiellen Gründen nur in der CT ausreichend zu beurteilen. Dagegen zeigt das Bronchialkarzinom die Zeichen des expansiven Wachstums, der zunehmenden Raumforderung.

Im Vergleich zwischen klassischer Übersichtsaufnahme und CT bestehen große Unterschiede in der Eingruppierung. So werden Patienten, gemessen an der CT, fälschlicherweise sowohl zu hoch als auch zu niedrig eingeordnet. In der Übersichtsaufnahme können feine Veränderungen durch Überlagerung vorgetäuscht werden. Aber Ballungen und Konglomerate werden viel häufiger in der CT als in der Übersichtsaufnahme gefunden. Dies ist dadurch zu erklären, daß in der fibrotisch veränderten Lunge bei der Silikose in der Übersichtsaufnahme derartige Überlagerungsphänomene auftreten, daß eine sichere Strukturzuordnung nicht mehr möglich ist.

Diese prinzipielle Unsicherheit in der klassischen Radiologie muß zu fehlerhaften Beurteilungen führen, falls zur radiologischen Begutachtung einer Pneumokoniose nur Übersichtsaufnahmen herangezogen werden.

Abb. 4.**38a** u. **b** **Silikose** mit verkalkten Silikoseknötchen, silikotischen Ballungen – mit Zeichen der Schrumpfung der Umgebung und perifokalem Emphysem –, Fibrose- und Pleurareaktion und mit verkalkten Hilus- und Mediastinallymphomen (Eierschalenhilus).

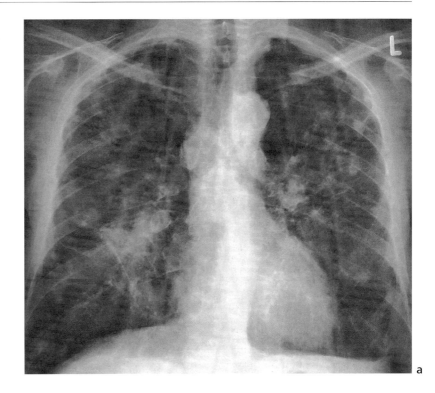

a

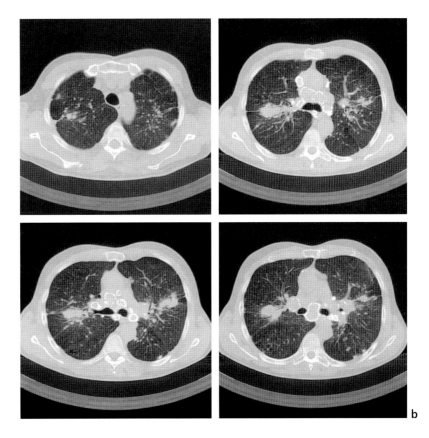

b

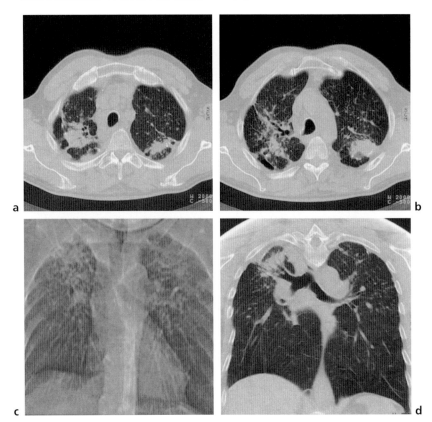

Abb. 4.**39a – d** **Silikose** mit deutlicher Ballung und Fibrose in den Oberlappen mit Hilus- und Mediastinalverziehung, Silikoseknötchen, Narbenemphysem und pleuralen Verkalkungen. Die parakoronare Schicht **d** zeigt besser als das Topogramm **c** die Verziehung und Raffung der Hilus- und Oberfeldstrukturen. Durch diese Einstellung im Stehen lassen sich die Karina und das zentrale Bronchialsystem besonders gut darstellen.

Asbestose (Abb. 4.40 – 4.42)

Die Asbesterkrankung der Lunge entsteht dadurch, daß die Asbestfasern sehr dünn, aber auch sehr lang (100 μm) sind. Sie können durch das mukoziliare System nur unzureichend wieder abtransportiert werden, da sie aufgrund ihres geringen Querschnitts bis weit in die kleinsten Bronchiolen eingeatmet werden können. Für die Phagozytose andererseits sind die Fasern zu lang. Damit sind die Makrophagen nicht in der Lage, die Fasern zu inkorporieren und damit unschädlich zu machen. Die Fasern bleiben ein ständiger Reizstoff und lösen eine fibrosierende Reaktion im terminalen Bronchiolus und in den Alveolen aus. Damit ist verständlich, daß die manifeste Erkrankung der Lunge und Pleura eine lange Latenz gegenüber der Exposition haben kann und hat. Es konnte gezeigt werden, daß die Fasern bis in die subpleurale Lungenperipherie gelangen und dort im Laufe der Zeit die Pleura viszeralis durchbohren. Durch das Übereinandergleiten der Pleurablätter bei der Atmung reizen diese Faserspitzen die Pleura parietalis, die deshalb die typischen Pleuraplaques ausbildet. Es wird behauptet, daß das Pleuramesotheliom nicht aus solchen pleuralen Plaques entsteht. Jedoch ist noch nicht bekannt, wie der Asbest ein Mesotheliom hervorruft oder die Anfälligkeit für ein Bronchialkarzinom erhöht. Dies soll in einer großen prospektiven Langzeitstudie (Berufsgenossen-

schaften, Arbeitsmediziner, Arbeitsgemeinschaft der DRG „Berufs- und umweltbedingte Erkrankungen") an einer Hochrisikogruppe geklärt werden.

Wie bei den Pneumokoniosen allgemein ist die Entwicklung einer asbestassoziierten Erkrankung sowohl von der Höhe und der Dauer der Exposition als auch von patientenbedingten Faktoren (genetisch?) abhängig. Es dauert in der Regel über 20 Jahre, bis eine Erkrankung klinisch manifest wird.

Für eine Anerkennung als Berufskrankheit und Entschädigung ist entscheidend, daß die Anzeige nach der Berufskrankheitenverordnung (BeKV) noch zu Lebzeiten des Patienten erfolgt, daß die langjährige oder heftige berufliche Exposition (plausibel) nachgewiesen wird und daß eine entsprechende Röntgensymptomatologie (Brückensymptome) dokumentiert wird.

Als radiologische Zeichen der asbestbedingten Pleuraveränderungen gelten:

- hyaline Pleuraplaques,
- verkalkte Pleuraplaques,
- Hyalinosis complicata bzw. Pleuraerguß,
- (doppelseitige) diffuse Pleuraverdickung im Bereich der Mittel- und Unterfelder. Dabei sollten tuberkulöse Veränderungen abgegrenzt werden.

Abb. 4.**40a – d Asbestose** mit pleuralen, teils verkalkten Plaques mit typischer Tafelbergform, verkalkten Zwerchfellplaques und subpleuraler Fibrose, die sich in Bauchlage gut nachweisen läßt.

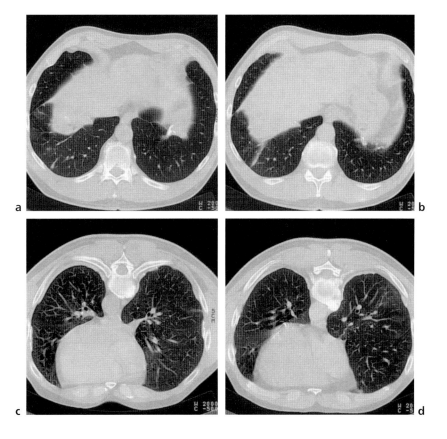

Abb. 4.**41a – d Asbestexposition** (Heizungsmonteur mit langjähriger Exposition). Pleurale Plaques mit Verkalkungen, diffuser pleuraler Verdickung, diskreter Fibrose und Rundatelektase.

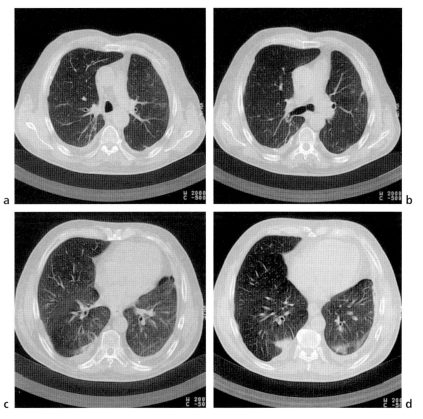

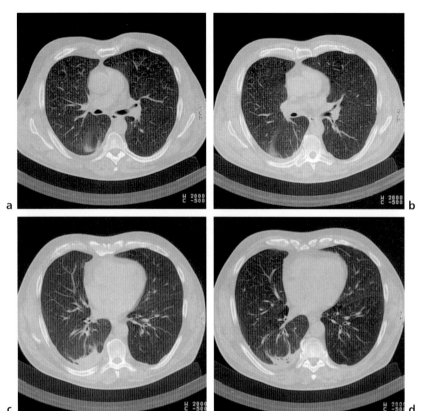

Abb. 4.**42a – d   Rundatelektase** bei bekannter Asbestexposition.

Als Lungenveränderungen bei bekannter (oder wahrscheinlicher) Asbeststaubexposition werden gewertet:

- subpleural in den unteren $^2/_3$ der Lunge kleine unregelmäßige oder lineare Schatten (ILO-Klassifikation: s-t-u),
- Kerley-Linien,
- Fibrosen,
- Rundatelektasen.

Es wird zwischen der Asbestose und asbestassoziierten Erkrankungen unterschieden.

Unter der Asbestose im engeren Sinne wird die asbestbedingte Lungenfibrose verstanden.

Zu den asbestassoziierten Erkrankungen gehören die pleuralen Veränderungen, wie Plaque, diffuse Verdickung der Pleura (auch mit Rundatelektasen), der Pleuraerguß und das maligne Pleuramesotheliom.

◼ Asbestassoziierte Pleuraplaques

Hier handelt es sich um umschriebene, flache Erhebungen der parietalen Pleura. Sie finden sich vor allem an der seitlichen und dorsalen Thoraxwand und charakteristischerweise auch auf dem Zwerchfell. Bei etwa 10% der Patienten mit pleuralen Plaques zeigt die CT auch Kalk in diesen Plaques.

Gerade diese Veränderungen werden mit großer Sicherheit in der CT nachgewiesen, selbst wenn sie in der klassischen Röntgenaufnahme nicht zu erkennen sind.

Besondere Bedeutung kommt der CT bei der Analyse der *diffusen Pleuraverdickung* im Übersichtsbild zu. Es ist beschrieben, daß sich das maligne Pleuramesotheliom nicht aus den Plaques entwickelt, sondern in Zonen mit diffuser Pleuraverdickung. Die CT ist in der Lage, zwischen einem verbreiterten subpleuralen Fettstreifen und einer pathologischen Verdickung der Pleura zu unterscheiden. Diese diffusen Pleuraverdickungen sind im Unterschied zu pleuralen Plaques häufig für restriktive Lungenfunktionsstörungen verantwortlich. Bei sorgfältiger Untersuchung (z. B. in Bauchlage) lassen sich computertomographisch diskrete fibrosierende Lungenveränderungen subpleural nachweisen.

Da asbestbedingte *Pleuraergüsse* auch in der Frühphase fibrinreich und auch hämorrhagisch sind, entstehen oft Lungenadhäsionen an der Thoraxwand und dicke Schwarten. Bei der Rückbildung eines solchen Ergusses ist durch die pleurale Adhäsion ein Teil der Lunge an der Thoraxwand gefesselt. Während die umgebenden Lungenanteile sich wieder ausdehnen, bleibt dieser Lungenanteil an einer falschen Stelle der Pleura fixiert und kann nicht wieder richtig belüftet werden. Es kommt zu einer *Rundatelektase*. Diese harmlose Veränderung ist im Übersichtsbild von einem malignen Tumor nicht sicher zu unterscheiden. Sie läßt sich in der CT aber durch das Quallen- oder Korbzeichen, die Bündelung und Einrollung der Bronchien und Gefäße, richtig einordnen und bewerten.

▨ Asbestose – Asbestfibrose

Der Begriff der Asbestose ist der fibrosierenden Erkrankung des Lungengewebes bei asbestbelasteten Personen vorbehalten. Die Entwicklung einer Asbestose ist dosisabhängig, wenn auch große

individuelle Unterschiede in der Empfindlichkeit und Ausprägung bestehen.

Die Röntgenmuster, die im Übersichtsbild gefunden werden, sind bestimmt von kleinen, irregulären Verschattungen mit Betonung linearer Strukturen, vorwiegend in den Unterfeldern. Sehr ausgeprägte Fibrosen sind selten. Vorherrschend sind die zarten, subpleuralen Fibrosierungen insbeondere im Bereich von *viszeralen* Plaques. Als spezifisch für die Asbestfibrose wurden subpleurale, bandförmige Verdichtungen beschrieben. Dieses Röntgenzeichen ist jedoch sehr unspezifisch, da es sich um z.T. reversible, subpleurale Atelektasen handelt, die bei vielen Belüftungsstörungen auftreten können.

Ödem, Schocklunge

Ödem

Das Lungenödem selbst führt normalerweise nicht zu einer CT-Untersuchung der Lunge. Klinik und Thoraxübersichtsbild sind dabei in der Diagnostik führend. Dennoch erscheint es richtig, die CT-Zeichen des interstitiellen und alveoären Lungenödems zu kennen, um im Zusammenhang mit

anderen pulmonalen Erkrankungen diese Flüssigkeitseinlagerung bewerten und abgrenzen zu können. Schon normalerweise, insbesondere in Rükkenlage bei längerer Untersuchungsdauer, findet sich eine Dichtezunahme in den dorsalen und kaudalen Lungenanteilen. Dies kann zu einem pleuranahen Milchglasmuster führen. Zusätzlich lassen sich kleine septale und lineare Strukturen abgrenzen, die kleinen Minderbelüftungen und Atelekta-

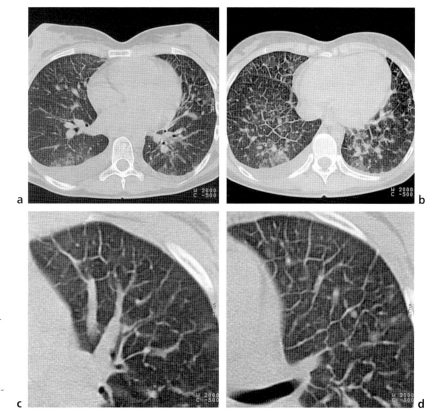

Abb. 4.**43a – d Kardiale Stauung mit interstitiellem Ödem und Pleuraerguß** bei einer jungen Patientin mit akuter kardialer Insuffizienz bei toxischer Herzmuskelschädigung. Deutliche Verdickung der Septen, hier besonders ausgeprägt in den ventralen Abschnitten. In den dorsalen Anteilen zeigt sich der Übergang in ein alveoläres Ödem mit beginnendem Milchglasmuster.

sen entsprechen. Wird der Patient dann gleich in Bauchlage untersucht, so sind diese Dichteerhöhungen und Linien dorsal nicht mehr nachweisbar.

Bleiben in dieser Patientenlage subpleurale Linien dorsal unverändert sichtbar, sind sie Ausdruck eines fixierten fibrosierenden Prozesses.

Beim interstitiellen Lungenödem zeigen sich die verdickten Septen mit dem typischen pleuranahen polygonalen Muster (Abb. 4.**43**), wie es auch bei der Lymphangiosis carcinomatosa (Abb. 2.**4**) gefunden wird. Im Unterschied dazu sind die Septen glatt und nicht knotig verdickt. Auch die Bronchialwände und Gefäßbündel erscheinen glatt. Typisch ist auch, daß sich an einzelnen Stellen der Übergang in ein alveoläres Ödem mit kleinen lokalisierten Milchglasmustern finden läßt.

Schocklunge

Die Schocklunge ist Ausdruck eines Membranschadenödems mit Überschwemmen des Interstitiums durch eiweißreiche Flüssigkeit. Durch die Zerstörung der Basalmembran treten Eiweißkörper in das Interstitium aus, die durch ihren kolloidosmotischen Druck Wasser im Interstitium binden. Diese Eiweißkörper können nur durch zelluläre Aktivität (Entzündungszellen, Makrophagen) abgeräumt werden. Das bedeutet, daß eine zelluläre Infiltration des Interstitiums erfolgt, die zu einer Fibrose führen kann. Der Verlust der Stabilität der interstitiellen Strukturen führt zum Kollaps von Alveolen und mit dem zytotoxischen Schaden zur alveolären Füllung.

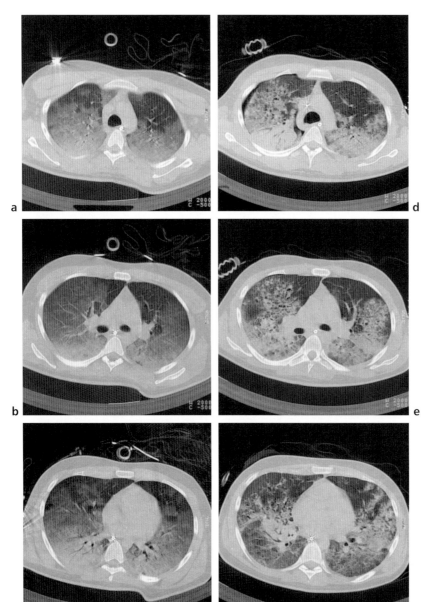

Abb. 4.**44a–f** **Lungenblutung.** Bei diesem 23jährigen Patienten trat nach einer Tonsillektomie eine diffuse Lungenblutung auf, die in eine Schocklunge führte. Während zunächst (**a–c**) die diffuse Dichteerhöhung schleierförmig ist und in den abhängigen Partien zunimmt, finden sich 7 Tage später (**d–f**) deutlich konsolidiert Areale und Fibrosezeichen bei weiterbestehendem fleckigem Milchglasmuster.

Die CT (Abb. 4.**44**) zeigt lageabhängige, dorsal betonte bzw. an den dorsalen Lappengrenzen gelegene Konsolidierungen. Diese können weitgehend konfluieren und weite Teile der Lunge betreffen. Das Thoraxübersichtsbild (auch die Aufnahme auf die Intensivstation) unterbewertet in großem Maße den funktionellen Lungenausfall.

Die CT ist für die Planung und Kontrolle des Lagerungs- und Beatmungsregimes von außerordentlicher Bedeutung.

Erkrankungen der Luftwege

Normales Bronchialsystem in der CT

Für die klassische Übersichtsaufnahme ist es schwierig, die Bronchien direkt abzubilden. Da für die Sichtbarkeit von Strukturen der lokale Kontrast die abbildungswichtige Größe ist, wird verständlich, daß die Gefäße in lufthaltiger Umgebung leicht darstellbar sind. Sie erfüllen 2 wichtige Bedingungen:

- hoher Luft-Wasser-Kontrast,
- durch die zylindrische Form eine von jeder Projektionsebene aus tangential erfaßbare Kontur.

Dies trifft für das Bronchialsystem nur bedingt zu. Da die Luft sowohl innerhalb als auch außerhalb des Bronchus ist, trägt zur Erkennbarkeit nur die Wand alleine bei. Die Kontur ist auch schlechter als die eines Gefäßes zu fassen, da ja sowohl die Innen- als auch die Außenseite konturgebend sind und sich im Bild überlagern können. Da die Bronchialwand normalerweise sehr viel dünner ist als das begleitende Gefäß, ist die Sichtbarkeitsgrenze dieser Struktur viel näher am Hilus. Erst wenn die Röntgenstrahlen parallel zu der Bronchusachse verlaufen, wird der Bronchus als Ringstruktur im Übersichtsbild sichtbar und die Wanddicke kann beurteilt werden (z. B. Ödemmanschette).

Bei der CT bildet sich die Bronchialstruktur direkt ab. Die Bronchialanatomie kann damit ausgezeichnet beurteilt werden. Entscheidend ist dabei, welche Untersuchungstechnik verwendet wird. Mit einer mittleren Schichtdicke lassen sich nahezu alle Segmentbronchien sicher abgrenzen. Wie oben ausgeführt (s. Kap. 2), liegen meist der rechte anteriore Oberlappensegmentbronchus wie auch der apikale Unterlappensegmentbronchus direkt in der Schichtebene, so daß diese in ihrem Verlauf gut beurteilbar sind. Schwieriger ist es, die Mittellappensegmentbronchien sowie den anterioren Oberlappensegmentbronchus links und die Lingulasegmentbronchien in ihrem Verlauf zu erfassen, da ihre Verlaufsrichtungen gegenüber der Transversalebene geneigt sind. Jedoch lassen sich im Normalfall auch hier die Bronchien in 87% der Fälle abgrenzen. Bei Kenntnis des Verlaufs der zugehörigen Arterien und Venen lassen sich auch die Segmentbronchien der Lingula gut zuordnen. Meistens lassen sich auch Subsegmentbronchien noch weit in die Peripherie verfolgen. Unter Verwendung dünnerer Schichten ist auch weit in der Peripherie noch eine sehr gute Diagnostik möglich.

Inzwischen wird für diesen Bereich auch eine etwas geänderte Untersuchungsebene empfohlen, eine Kippung der Untersuchungseinheit um 20° nach kaudal. In dieser Untersuchungsebene sind inbesondere die Bronchien des Mittellappens, der Lingula und der apikalen Unterlappensegmente länger und sicherer in ihrem Verlauf zu verfolgen. Die übrigen Segmentbronchien (apikale und posteriore Oberlappensegmente und die basalen Unterlappensegmente) verlaufen sehr steil, fast senkrecht zur Transversalebene. Damit werden diese Bronchien als Ringstrukturen in der Schicht abgebildet. Dies gelingt um so besser, je dünner die Schicht gewählt wurde. Damit ist es möglich, mit großer Sicherheit die Wanddicke der Bronchien zu bestimmen.

Bronchiolen können normalerweise in der CT noch bis zu einem Durchmesser von 2 mm erkannt werden. Das bedeutet aber, daß normale Bronchiallumina innerhalb der Randzone der Lunge (20-mm-Streifen entlang der Pleura) nicht mehr sichtbar sind bzw. nicht mehr dargestellt werden können.

Aus diesem Grund schließt ein Normalbefund in der CT eine Pathologie des Bronchus und der Bronchialwand weitgehend aus. (Dies gilt naturgemäß nicht für Prozesse, die die Mukosa betreffen, solange sie zu keiner Verdickung der Bronchialwand führen.)

Tumoren

▉ Bronchusadenom (1 – 5% aller Bronchustumoren)

- *Bronchuskarzinoide* (90%): Zentral gelegen, glatt begrenzt, mit oder ohne Kalzifikation, in der Nähe der Bronchial-Bifurkation gelegen, sollte unbedingt an ein Bronchial-Adenom denken lassen. Eine Lobär- oder Segmentatelektase kann vorliegen. Die Läsion wird als niedriggradige Malignität eingestuft. Das Alter bei der Manifestation beträgt etwa 47 Jahre.

Drüsentumoren

- *Adenozystische Karzinome oder auch Zylindrom:* Ausgangspunkt: Trachea oder ein großer Bronchus. Zylindrome sind bösartiger als Karzinoide und wachsen invasiv in das umgebende Gewebe. Sie metastasieren früher.
- *Mukoepidermoide Adenome:* Sie sind sehr selten.
- *Pleomorphe Karzinome:* Sie sind sehr selten.

Die Bronchusadenome sind meistens an der Bifurkation der Lappenbronchien angesiedelt (80%). Diese anatomische Lage wird durch das Vorhandensein von sog. Kultschitzky-Zellen der embryonalen Neuralleiste an solchen Teilungsstellen erklärt. Aus diesen Zellen sollen sich auch Bronchialadenome entwickeln. Die Läsionen haben eine glatte Begrenzung mit Ausdehnung auf, aber ohne Zerstörung der nächstgelegenen Bronchien. $^1/_3$ der Läsionen zeigt Verkalkungen, bedingt durch Knorpel- oder Knochentransformation.

Bronchialkarzinom

Da für viele Jahre das Bronchialkarzinom die einzige gesicherte Indikation für eine thorakale CT war, ist dieses Krankheitsbild in der radiologischen Literatur, auch bezüglich seines computertomographischen Erscheinungsbilds, ausreichend beschrieben.

Bronchialatresie (s. Kap. 5)

Klassischerweise wird als Röntgenzeichen für die Bronchialatresie die V- bzw. finger- oder handschuhförmige Verschattung angegeben. Diese Verschattung resultiert aus der Schleim- oder sonstigen Füllung eines erweiterten Bronchus. Dabei kann die Füllung über eine Teilungsebene des Bronchus hinaus in die Peripherie gehen und so zu diesem Bild führen. Als Ursachen können eine Schleimpropfverlegung, eine feuchte Bronchiektasie, eine bronchopulmonale (allergische) Aspergillose und eine Bronchialobstruktion in Betracht kommen. Die Schleimpfropfverlegung tritt typischerweise bei Patienten nach einer Operation auf, oder bei solchen, die bettlägrig sind und deren Hustenreflex gestört ist. Auch bei der feuchten Bronchiektasie finden sich anamnestische Hinweise, etwa auf eine Mukoviszidose.

Die bronchopulmonale (allergische) Aspergillose ist eine Erkrankung vorwiegend der Asthmatiker. Sie kommt auch bei Patienten mit zystischer Fibrose vor.

Bei der Bronchialatresie gibt die CT die entscheidenden Hinweise (Abb. 4.45). Normalerweise führt ein Bronchusverschluß zur Atelektase des nachgeschalteten Lungenabschnitts. Bei der wachsenden Lunge jedoch kann die Belüftung dieses funktionell ausgeschalteten Segments durch kollaterale Ventilation über die Kohn-Poren aufrechter-

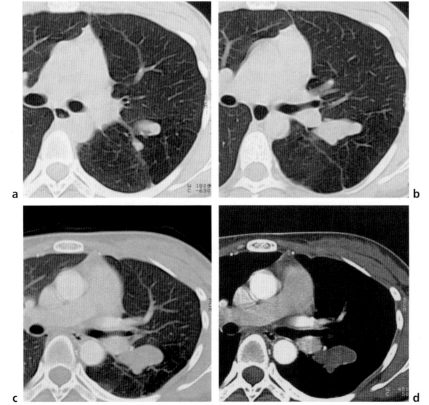

a   b   c   d

Abb. 4.**45a – d** **Bronchialatresie.** Der gelappte Tumor wird durch die schleimgefüllten, erweiterten Bronchien gebildet. Auf den benignen Charakter der Läsion weist neben der völlig glatten Begrenzung die Überblähung der nachgeschalteten Lungenabschnitte hin.

halten werden. Bleibt der Verschluß erhalten, so entwickelt sich die Lunge nicht regelrecht in diesem Gebiet. Es bleibt ein emphysematös überblähtes Segment bestehen, das am Gasaustausch nicht richtig teilnimmt. Diese Überblähung des nachgeschalteten Lungenareals ist computertomographisch gut zu fassen. Damit kann eine zentrale Obstruktion mit begleitender Überblähung als Residuum einer (früh)kindlich erworbenen Belüftungsstörung angesehen werden. Einschränkend muß erwähnt werden, daß auch bei Erwachsenen am offenen Thorax der Mechanismus der kollateralen Ventilation demonstriert werden konnte. Er scheint jedoch normalerweise keine Rolle zu spielen. Es wird aber von Einzelfällen berichtet, bei denen auch bei einem malignen Bronchusverschluß ein überblähtes Areal nachweisbar war. Nicht zu entscheiden ist, ob hier das maligne Geschehen sich einer benignen Obstruktion aufgepfropft hat.

Bronchitis

Insbesondere wenn die Bronchien senkrecht zur Schichtebene verlaufen, sind sie gut durch ihre Ringstruktur zu erkennen und zu beurteilen. Als Bewertungs- und Bezugsgrößen stehen die Lumenweite, die Wanddicke und das Kaliber der begleitenden Bronchialarterie zur Verfügung. Bei einer Bronchitis führt der entzündliche Prozeß zu einer Dickenzunahme der Bronchuswand. Diese kann damit durch die CT direkt nachgewiesen werden. Eine Dickenzunahme der Bronchialwand ist aber kein spezifisches Zeichen. Das Bronchialasthma geht mit einer Hypertrophie der Bronchialmuskulatur einher. Eine Belastung der Lymphabflußwege durch kardiale Stauung und Lymphödem oder durch eine karzinomatöse Lymphangiosis führt ebenfalls zu einer breiteren Bronchialwand.

Der entzündliche Prozeß jedoch, wenn er die Bronchiolen erreicht, führt zu lokalen Bronchialstenosen mit geringem Ventilmechanismus. In diesen Fällen lassen sich kleinere überblähte Bezirke in der Lunge finden, die sich besonders deutlich bei einer Untersuchung in Exspiration nachweisen lassen (s. Kap. 5).

Bronchiektasen

Bei der Analyse von CT-Lungenschichtbildern finden sich immer wieder gut abgegrenzte ringförmige Strukturen, deren Zuordnung nicht ganz eindeutig ist. Dabei kann es sich um lokalisierte oder generalisierte Erweiterungen von Bronchien handeln. Als zystisch-bullöse Struktur erscheinen sie, wenn sie luftgefüllt sind.

Die Bronchiektasen lassen sich unter 2 Aspekten betrachten:

- Morphologie,
- klinische Symptomatologie.

Zum einen handelt es sich um eine im allgemeinen lokalisierte, irreversible Erweiterung des Bronchialbaums. Diese Veränderungen können sowohl die großen als auch die kleinen Luftwege betreffen. Sie entstehen auf 2 Wegen, als funktionelle Erweiterung mit erhaltener Bronchialwand (z.B. Schleimpfropfverlegung hinter einer Stenose) oder durch einen endobronchialen Abszeß (z. B. durch Aspiration infizierten Materials – eitriger Infekt des Nasen-Rachen-Raums – mit Zerstörung der Bronchialwand und narbiger Deformierung). Dabei können diese Veränderungen vereinzelt oder weit gestreut über den Bronchialbaum auftreten.

Normalerweise wird aspiriertes Material durch die Selbstreinigungsmechanismen des Bronchialbaums, den Abtransport durch das Flimmerepithel, schnell wieder entfernt. Aber verschiedene Mechanismen können diesen Prozeß stören und zu einem Angehen der wenig pathogenen Keime mit Zerstörung der Bronchialwand führen.

Klinisch symptomatisch werden Bonchiektasen (Abb. 4.46) zum einen durch eine chronische Sputumproduktion. Dabei handelt es sich nicht, wie bei der chronischen Bronchitis, um mukösen Schleim, sondern um ein primär eitriges Sekret.

Es gibt auch Patienten, die diese „feuchte" Form der Bronchiektasenerkrankung nicht zeigen. Sie produzieren kein Sputum, sind „trocken", werden aber symptomatisch durch Hämoptysen. Aus beiden Gründen – chronischer Infekt oder Hämoptyse – kommt der bildgebenden Diagnostik eine wichtige Funktion zu, die eine Entscheidung über das weitere therapeutische Vorgehen ermöglichen soll. Zur Charakterisierung als Bronchiektase lassen sich verschiedene Kriterien anwenden.

Bei der „trockenen" Form (Abb. 4.47) sind die Bronchiektasen glatt begrenzt, sie haben als luftgefüllte Räume eine erkennbare Wand. Im Querschnitt zeigen Bronchiektasen in der CT das in der Literatur so benannte *Siegelringzeichen*. Da Bronchus und Pulmonalarterie in der gleichen Bindegewebsscheide liegen, bleibt auch bei erheblicher Erweiterung der Bronchien die direkte anatomische Beziehung zum arteriellen Gefäß erhalten. An dem „Ring" des Bronchus ist die „Perle" der Arterie.

Sind die Bronchiektasen schleimgefüllt oder in einen floriden Entzündungsprozeß einbezogen, so geht der zystisch-bullöse Charakter verloren. Sie erscheinen dann als mehr oder weniger scharf begrenzte, knotige, verzweigte, weichteildichte Strukturen. Differentialdiagnostisch müssen sie dann gegen maligne Tumoren oder fokale Entzündungen anderer Genese abgegrenzt werden. Dies gelingt durch die hier genannten Charakteristika.

Findet sich im dahinter liegenden Lungenanteil eine Gefäßrarefizierung und eine Verminderung der Lungenstrukturdichte bzw. eine lokali-

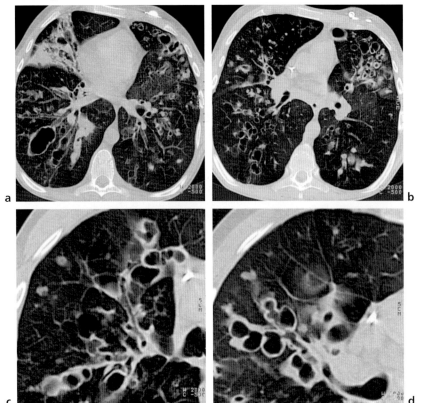

Abb. 4.**46a–d   Mukoviszidose, zystische Fibrose.** Die CT zeigt das Nebeneinander von ausgedehnten Bronchiektasen mit entzündlich verdickten Bronchialwänden, Spiegelbildungen, komplett schleimgefüllten Bronchien, Segmentkonsolidierungen mit irregulärem Bronchogramm.

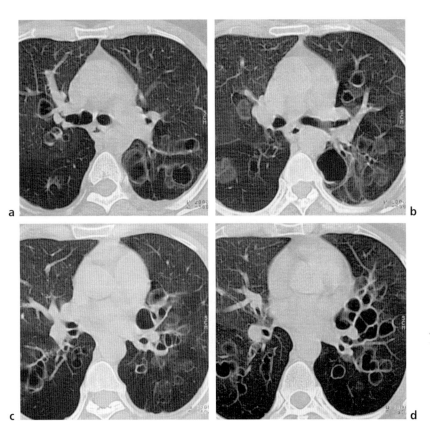

Abb. 4.**47a–d   Ausgedehnte trockene Bronchiektasen in allen Lungenlappen.** Typisch für die angeborene oder frühkindlich erworbene Bronchiektasie ist die Überblähung der nachgeschalteten Lungenabschnitte.

sierte Überblähung, so handelt es sich um eine benigne Bronchialobstruktion, am ehesten um eine Bronchialatresie, auch wenn der bronchoskopische Befund unauffällig ist. Dabei weist die Überblähung im distalen Abschnitt auf eine kollaterale Ventilation hin, die sich in größerem Umfang nur in der noch wachsenden Lunge entwickeln kann.

Wie schon grundsätzlich erläutert, tragen die zystisch-bullösen Strukturen wenig zum Thoraxübersichtsbild bei. Sie werden nur unter der Voraussetzung sichtbar, daß die Bronchuswand einen deutlichen Kontrast erzeugt. Dies ist der Fall, wenn die Zysten, wenigstens teilweise, flüssigkeitsgefüllt sind, oder wenn ein entzündlicher Prozeß zur Verdickung der Wand beiträgt. Andererseits können diese Zysten auch dann sichtbar werden, wenn das umliegende Gewebe verdichtet ist und damit die lufthaltige Figur einen negativen Kontrast aufweist. Durch die direkte Darstellung der zystischen Räume ist die CT der klassischen Radiologie deutlich überlegen.

Die ausgeprägtesten bronchiektatischen Veränderungen finden sich bei Patienten mit Mukoviszidose (Abb. 4.**46**) (s. Kap. 5). Hier wird die CT durchgeführt, um den Grad der Lungenschädigung abzuschätzen, wenn eine Herz-Lungen-Transplantation erwogen wird. Die typischen Bronchiektasen zeigen bei der Mukoviszidose im Unterschied zu „trockenen" Bronchiektasen eine erhebliche und unregelmäßige Wandverdickung mit auch in das umgebende Lungengewebe reichender entzündlicher Infiltration. Häufig finden sich auch verlegte, schleimgefüllte Bronchialabschnitte.

Für eine präoperative Diagnostik ist es entscheidend, nachzuweisen, ob die Bronchiektasenerkrankung generalisiert oder lokalisiert ist. Nur im letzteren Fall kann eine resektive Therapie erfolgreich sein.

Die klassische Einteilung der Bronchiektasen erfolgt nach bronchographischen Kriterien in eine

- zylindrische,
- variköse und
- zystische Form.

Für die funktionelle Beeinträchtigung und die Operationsindikation hat diese Unterscheidung jedoch keine Bedeutung.

Es besteht Einigkeit darüber, daß die CT für die Diagnose einer Bronchiektasie eine hochspezifische Untersuchung ist. Aufgrund dieser hervorragenden Abbildungseigenschaft der CT ist die Bronchographie zum Nachweis von Bronchiektasen nicht mehr gerechtfertigt. Gegen die CT als Standarduntersuchungsmethode wird aber vorgebracht, daß sie eine zu geringe Sensitivität für den Nachweis von Bronchiektasen habe. Diese Einschränkungen der Sensitivität liegen aber vornehmlich in der verwendeten Untersuchungstechnik begründet. So wurden für die Untersuchungen Schichtdicken und Abtastzeiten von 10 mm/6,8 s oder 8 mm/5 s verwendet. Wie schon ausgeführt, leidet unter diesen Bedingungen die Beurteilbarkeit der pulmonalen Strukturen. Aber selbst bei diesen Voraussetzungen wurde eine Sensitivität für die Entdeckung von Bronchiektasen von 79% ermittelt. Gelingt mit unserer Standarduntersuchungstechnik bei klinischem Verdacht auf Bronchiektasen der Nachweis nicht, so führen wir in diesem Fall noch einzelne Schichten mit geringer Schichtdicke (1 mm) durch. Dadurch konnten wir in wenigen Fällen vorher nicht gefundene Bronchiektasen sichern.

Bronchiolitis obliterans

Die obliterierende Entzündung der kleinen Luftwege führt zu einem Mosaikmuster der Lunge in der CT. Insbesondere im Vergleich zwischen Lungenschichten, die in Inspiration und solchen, die in Exspiration aufgenommen werden, lassen sich die regionalen Belüftungsunterschiede gut nachweisen (s. Kap. 5). Die Bronchiolitis obliterans führt zu lokalen peripheren Ventilstenosen, die in der Exspirationsaufnahme zu einer lokalisierten Überblähung in einer normalen Lungenumgebung führen. Häufig lassen sich auch Verdickungen der Bronchialwände in der Lungenperipherie computertomographisch nachweisen.

Bei der Bronchiolitis obliterans mit organisierender Pneumonie (BOOP) finden sich zusätzlich unregelmäßig geformte, meist periphere Konsolidierungsareale. Deren Durchmesser beträgt einige Zentimeter.

Lungendestruktion

Degenerative Lungendestruktion (Emphysem)

Unter einem Emphysem werden je nach Standpunkt verschiedene Zustände und Veränderungen verstanden. Es ist ein Unterschied, ob ein Patho-loge, ein Physiologe, ein Pneumologe, ein Allgemeinarzt oder ein Radiologe von einem Emphysem spricht. Jeder legt seine eigene Meß- und Beobachtungsmethode zugrunde, und jeder wird ein anderes Spektrum an Patienten, Formen und Ausprägungen finden.

Pathologisch-anatomisch handelt es sich beim Emphysem um eine Erweiterung der Lufträume distal vom Bronchiolus terminalis. Bei der Definition durch die American Thoracic Society und die WHO wird für das Emphysem ein destruktiver Prozeß gefordert, während die anderen Zustände als Überblähung gekennzeichnet werden müssen. Aber selbst wenn diese Kriterien bei einem Patienten erfüllt sind, leidet er nicht unbedingt an einem Emphysem. Und andererseits kann das klinische Bild schon weit fortgeschritten sein, ohne daß lungenfunktionsanalytisch schwerwiegende Veränderungen gefunden werden.

Das Lungenemphysem kann aber nur aufgrund morphologischer Kriterien beurteilt werden. Weder klinische noch lungenfunktionsanalytische Kriterien belegen die Existenz und das Ausmaß eines Emphysems. Sie machen emphysematöse Veränderungen wahrscheinlich oder sagen aus, daß die klinischen Beschwerden mit einem Lungenemphysem vereinbar sind.

Intravital ist es sehr schwierig, die Morphologie der Lungenzerstörung sichtbar zu machen. Nichtinvasiv gelingt dies nur durch die Radiographie. Dabei hat die Übersichtsaufnahme prinzipielle Schwierigkeiten in der direkten Abbildung der Lungenveränderungen. Erstens ist der Kontrast zwischen freier Luft und normalem Lungenparenchym außerordentlich gering und zweitens ist die Schwärzung des Bildpunkts der Röntgenaufnahme nur die Abbildung der mittleren Gewebsdichte entlang des Röntgenstrahls, der ja den ganzen Körperquerschnitt durchlaufen hat. Kleinere Zonen geringerer Lungendichte können dabei untergehen. Für die Diagnostik des Emphysems in der Übersichtsaufnahme gibt es verschiedene mehr oder weniger indirekte Zeichen:

- *Thoraxform:* Glockenform, Faßthorax.
- *Zwerchfellform:* (Flach ausgespannt, mit geringer Krümmung, sichtbare Insertionszacken,
- *Architektur der Lungengefäße:* Reduzierte, gestreckt verlaufende, dünne Gefäße.
- *Lungendichte:* Vermehrte Transparenz, insbesondere im Retrosternal- und -kardialraum.

Da bei der CT die Dichte kleiner Volumelemente direkt im Bild dokumentiert wird, ist nur dieses Verfahren in der Lage, auch kleine lungendestruktive Herde sichtbar zu machen. Ein besonderer Wert dieses Verfahrens liegt auch darin, daß nicht nur die Morphologie der Überblähung und Destruktion dargestellt wird, sondern gleichzeitig das Ausmaß auch quantitativ erfaßt werden kann. Es ist nicht verwunderlich, daß die CT-Bestimmung des Emphysemausmaßes mit der, die ein Pathologe ermittelt, nicht ganz übereinstimmt. In der histomorphologischen Untersuchung ist das Lungengewebsstück außerhalb seiner natürlichen Begrenzung durch den Brustkorb entfaltet und fixiert worden. Damit findet sich hier ein etwas anderer Blähungszustand als bei der intravitalen Untersuchung bei der CT. Aufgrund der unterschiedlichen Morphologie (Abb. 3.**18**) und Entstehung werden verschiedene Emphysemformen unterschieden:

- zentroazinäres oder zentrilobuläres Emphysem,
- panazinäres oder panobuläres Emphysem,
- paraseptales oder Mantelemphysem,
- bullöses Emphysem,
- Narbenemphysem.

Die Destruktion beim Emphysem betrifft den Lungenanteil jenseits des Bronchiolus terminalis. Für die Entstehung des *zentroazinären* Emphysems werden Inhalationsnoxen, wie toxische Gase, besonders der Zigarettenrauch, verantwortlich gemacht (Abb. 4.**48**). Es wird von einer entzündlichen Reaktion der kleinen Luftwege begleitet, einer chronischen Bronchiolitis. Beim noch „lungengesunden" Raucher überwiegt dieser entzündliche Prozeß, so daß bei der densitometrischen Untersuchung bei Rauchern zunächst nur eine signifikante Zunahme der Lungendichte nachweisbar ist. Erst im weiteren Verlauf nehmen die destruierenden Prozesse soweit zu, daß sie auch densitometrisch die Dichteabnahme erfassen kann. Vom destruierenden Prozeß ist bei dieser Emphysemform der zentrale Anteil des sekundären Lobulus betroffen. Die respiratorischen Bronchioli sind erweitert und die Wände der zentralen Lungenbläschen sind abgebaut. Die Läppchenperipherie bleibt intakt.

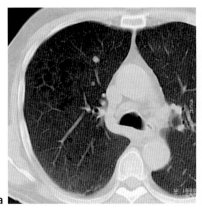
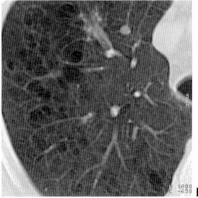

a   b

Abb. 4.48a u. b   Zentroazinäres Emphysem. Das CT-Bild dieser Emphysemform, bei dem die Gefäße als Strukturelemente übrigbleiben, während zunehmend das Lungengewebe abgebaut wird, erinnert an Stahlwolle.

Abb. 4.**49a – d Panazinäres Emphysem bei α₁-Antitrypsinmangel.** Der vermehrten Durchblutung folgend, bildet sich dieses panazinäre Emphysem betont in den basalen Lungenabschnitten aus.

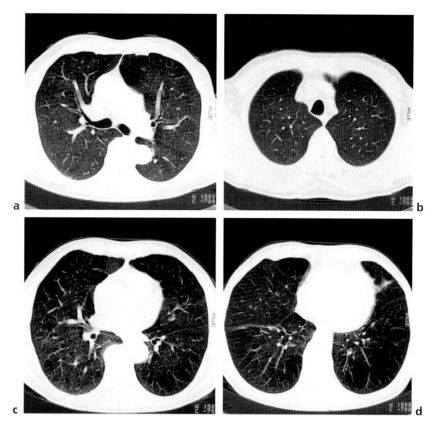

Dieses Emphysem bildet sich in aller Regel zunächst in den Oberfeldern (Oberlappen und apikales Unterlappensegment) und schreitet nach basal fort.

Das *panazinäre* (panlobuläre, diffuse, idiopathische, senile) Emphysem (Abb. 4.**49**) ist durch eine primäre Destruktion der Alveolarwände charakterisiert. Diese Emphysemform bildet sich eher an der Lungenbasis aus. Der Abbau der Alveolarwände erfolgt enzymatisch bei einem Überwiegen der proteolytischen Enzyme im Blut. Das α₁-Antitrypsinmangelemphysem (Abb. 4.**49**) kann als ein typischer Vertreter dieser Gruppe angesehen werden. Bei dieser Erkrankung liegt ein hereditärer Proteaseninhibitorenmangel vor, so daß eine gewisse proteolytische Potenz des Bluts besteht. Damit erklärt sich die basale Betonung dieser Emphysemform, da in den besser durchbluteten, basalen Anteilen der Lunge diese Proteolyse zu einer Destruktion des pulmonalen Kapillarbetts und damit der Alveolarwände führt. In der CT läßt sich diese basale Betonung sehr gut nachweisen. Gemischte Emphysemformen sind nicht selten, da häufig verschiedene Noxen an der Lunge angreifen und ihre Spuren hinterlassen.

Eine Bulla ist definitionsgemäß ein emphysematöser Raum mit einem Durchmesser von über 1 cm im entfalteten Zustand. Sie entsteht durch eine Erweiterung eines oder mehrerer sekundärer Lungenläppchen bei einem panazinären Emphysem. Während beim panazinären Emphysem die Läppchengrenzen noch erhalten sein können, die dann zu einer polygonalen Figur ausgespannt sind, erscheint die Bulla rund oder oval. Die Trennung zwischen Bulla und Zyste ist so unscharf, daß für den praktischen Gebrauch kein Unterschied zwischen diesen Begiffen besteht. Wir verwenden die Begriffe synonym oder bezeichnen eine derartige Läsion als zystisch-bullös.

Die rundlich-kugelige Form einer zystisch-bullösen Läsion zeigt, daß ein gewisser Binnendruck in dieser Höhle besteht. Dies bedeutet, daß für die Entstehung und für den Erhalt ein – wenn auch geringer – Ventilmechanismus oder eine Behinderung des Luftausstroms verantwortlich ist.

Bullae werden bei 1 – 22% der Patienten mit chronisch obstruktiver Lungenerkrankung je nach Auswahlkriterium gefunden. Wichtig ist, daß bei über 600 Patienten mit bullösem Emphysem kein einziger Nichtraucher zu finden war.

Bedeutung bekommen die Bullae vor allem, wenn sie aus einem *paraseptalen* Emphysem (Abb. 4.**50**) hervorgehen. Während das Mantelemphysem selbst als eine seltene Variante gilt, findet es sich doch sehr häufig bei den Patienten, die zur chirurgischen Behandlung aufgrund von Atemnot und Bullae vorgestellt werden. Aber über die Häufigkeit liegen keine verläßlichen Angaben vor, da es bis jetzt nicht möglich war, intravital die unterschiedlichen Emphysemformen sichtbar zu

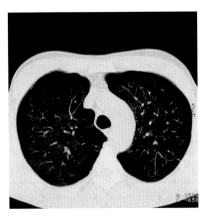

Abb. 4.50 Ausgeprägtes paraseptales oder Mantel-emphysem. Es wird nur bei Zigarettenrauchern nachgewiesen.

machen. Während kleinere Emphysembezirke innerhalb des Lungenparenchyms nur wenig klinische Bedeutung haben, sind sie in den Randbereichen der Lunge entlang der Pleura einer besonderen mechanischen Belastung ausgesetzt. Dies führt dazu, daß daraus größere Lufträume werden. Durch den elastischen Zug der Restlunge löst sich diese im Lauf der Zeit nahezu von der viszeralen Pleura ab und kollabiert bzw. wird nicht mehr regulär an der Atembewegung beteiligt und ausgedehnt.

Durch die zugrundeliegende Obstruktion bzw. den Ventilmechanismus wird dieser bullöse Raum immer ausgedehnter, führt zu einer Kompression der Restlunge zu einem „intrapulmonalen Spannungspneumothorax". Auch wenn beim paraseptalen Emphysem im pathologischen Präparat ein nichtobstruktives Emphysem gefunden wird, handelt es sich klinisch und funktionell um eine ausgesprochene Obstruktion, wie sich u. a. nuklearmedizinisch nachweisen läßt.

Nur im dekomprimierten Zustand, etwa beim offenen Thorax, sind die vielen bronchialen Verbindungen weit offen, so daß sich die Bulla z.B. mit dem Beatmungsdruck ausdehnt und wieder kollabiert. Deshalb sollte bei einer Operation nur eine Bullektomie erfolgen, damit das von dieser Bulla komprimierte Lungengewebe sich ausdehnen und wieder am Gasaustausch teilnehmen kann. Ein unnötiger Verlust von funktionsfähigem Lungengewebe, wie er bei einer Lobektomie unvermeidlich ist, sollte verhindert werden.

Aus diesen Gründen und aus der Notwendigkeit einer differentialdiagnostischen Abgrenzung gegenüber anderen Prozessen, die zu einer bullöszystischen Destruktion der Lunge führen können, ist es notwendig, die Erscheinungsformen des bullösen Lungenemphysems in den bildgebenden Verfahren zu kennen. Dabei muß das Ausmaß, die Lokalisation und die Verteilung des Prozesses sichtbar gemacht und dokumentiert werden.

Entzündliche Prozesse

Verschiedene, vorwiegend bakterielle Entzündungen können zu ausgedehnten Lungendestruktionen führen. Diese Destruktion erfolgt durch Einschmelzung und Auflösung der Lungenstruktur. Folgende Entzündungen sind dazu in der Lage:

- Tuberkulose,
- Staphylokokkenpneumonie,
- Pseudomonaspneumonie,
- Legionellose,
- Pneumocystis-carinii-Pneumonie,
- invasive Aspergillose.

Neoplastische Prozesse

Histiocytosis X

Die Histiocytosis X gehört in die Krankheitsgruppe der eosinophilen Granulome, deren Ursache und Verlauf noch immer völlig unklar ist. Zu ihr werden das Hand-Schüller-Christian- und das Abt-Letterer-Siwe-Syndrom wie auch das eosinophile Granulom gerechnet (s. Kap. 5). Es scheint sich um eine Erkrankung aus dem immunologischen Formenkreis zu handeln. Dabei ist nicht entschieden, ob es sich um eine prinzipiell generalisierte Erkrankung mit unterschiedlicher Organmanifestation handelt, oder ob bei dieser Erkrankung ein lokaler Herd sekundär generalisiert.

Als bevorzugtes Zielorgan gilt der Knochen, es können jedoch alle Organstrukturen (epitheliale wie mesenchymale) befallen werden. Ein isolierter Befall der Lunge ist sicher nachgewiesen und scheint nicht so selten zu sein.

Pathologisch-anatomisch wird die Erkrankung durch die nodulären Histiozytenansammlungen diagnostiziert. Dabei ist insbesondere der Nachweis der Zellen entscheidend, die eine Ähnlichkeit mit den Langerhans-Zellen der Haut aufweisen. Elektronenmikroskopisch lassen sich darin die typischen X-Körperchen (Birbeck-Granula) nachweisen. Diese Zellen kommen normalerweise nicht in der Lunge vor. In der Lunge werden sie sonst nur – außer bei der Histiocytosis X – in $1/4$ der Fälle mit idiopathischer Lungenfibrose und exogen allergischer Alveolitis gefunden, nicht aber bei der Sarkoidose und den Pneumokoniosen.

Es ist gerechtfertigt, die Histiocytosis X der Lunge als eigenständiges Krankheitsbild zu betrachten und zu beschreiben. Dennoch ist es möglich, daß diese Erkrankung im weiteren Verlauf generalisiert oder erst sekundär nach extrapulmonaler Histiozytose auftritt. Ein Charakteristikum des eosinophilen Granuloms ist der Übergang in eine Fibrose. Die Lungenhistiozytose führt zu einer Wabenlunge mit ausgeprägter Fibrose und Zerstörung des Lungenparenchyms. In diesem Stadium läßt sich dann nicht mehr sicher auf die zugrundeliegende Erkrankung schließen. Es wird vermutet, daß ein großer Anteil der ätiologisch ungeklärten Wabenlungen der Histiozytose X zuzurechnen sind.

Damit bleibt unklar, wie häufig diese Erkrankung überhaupt auftritt. Betroffen scheinen vor allem jüngere Männer zwischen 20 und 40 Jahren zu sein. Interessant ist, daß 90% der Histiozytosepatienten Raucher sind und Zigarettenrauchen als starker Risikofaktor für die Histiozytose angesehen wird. Möglicherweise begründen sich die Unterschiede in der Geschlechtsverteilung im unterschiedlichen Raucherverhalten. Die Nomenklatur und Zuordnung der Erkrankung ist auch nicht eindeutig und unumstritten.

Im Verlauf der Histiozytose werden vor allem 2 Phasen unterschieden:

- eine interstitielle Reaktion mit histiozytären Knötchen,
- ein Stadium mit fortgeschrittener Fibrose.

Es gibt bisher kein für die pulmonale Histiozytose spezifisches Muster im Thoraxübersichtsbild oder in der Schichtuntersuchung. Der röntgenologische Befund entspricht einer interstitiellen Lungenerkrankung mit retikulonodulärem Muster. Die Verteilung der Lungenveränderungen zeigt eine Betonung der Oberfelder, während die basalen Lungenabschnitte relativ frei bleiben. Die Krankheit schreitet von kranial nach kaudal mit Betonung der Mittelfelder fort.

Das röntgenologische Leitsymptom in der Übersichtsaufnahme ist das Knötchen. Die differentialdiagnostische Liste umfaßt viele Erkrankungen. Darin finden sich die Miliartuberkulose, die Sarkoidose, Pneumokoniosen und viele andere Erkrankungen mehr. Neben diesem Muster kommt auch ein retikulonoduläres Muster vor. Auch dabei kommen differentialdiagnostisch verschiedene Erkrankungen in Betracht. Die CT zeigt spezifischere Befunde:

- neben den Knötchen (Abb. 4.**51**),
- die zystisch-bullöse Lungendegeneration (Abb. 4.**52** u. 4.**53**).

Diese beiden Muster fanden wir auch als unterschiedliche Verlaufsformen der Histiozytose:

- den nodulären Typ bei älteren (> 40jährigen) Patienten,
- den emphysematös-destruierenden Typ bei jüngeren Patienten.

Dabei ist aber zu beachten, daß beide Elemente bei beiden Verlaufsformen auftreten, jedoch das Bild in unterschiedlicher Weise bestimmen.

Während Fraser u. Paré (1990) glauben, daß die Höhlenbildung im Knoten und in der Lunge eine ungewöhnliche Manifestation des floriden Stadiums darstellt, zeigen unsere Fälle, wie auch die Fälle der neueren Literatur, daß es eher ein für diese Krankheit normaler und sehr typischer

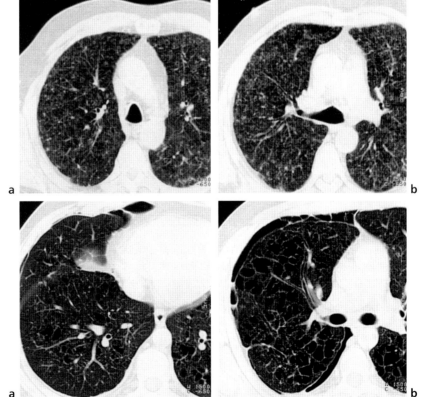

Abb. 4.51a u. b Histiocytosis X mit deutlich kleinknotig-zystischem Charakter. Diese Form findet sich eher bei älteren Patienten.

Abb. 4.52a u. b Histiocytosis X. Ausgedehnte zystische Destruktion der Lunge bei Histiocytosis X. Dieser Typ ist eher typisch bei jungen Patienten. Neben dem Pneumothorax lassen sich auch die kleinen typischen Knötchen (Histiocytome) gut nachweisen.

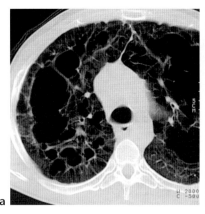
a

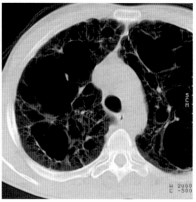
b

Abb. 4.**53a** u. **b** **Hystiocytosis X.** Ausgedehnte Destruktion der zentralen Lungenanteile, wobei in den noch erhaltenen peripheren Lungenabschnitten für die Histiocytosis X typische zystisch-bullöse Veränderungen charakteristisch sind.

Befund ist. In den weniger befallenen basalen Lungenabschnitten finden wir multiple Knötchen. Auch schon in dieser Region sind kleine, den Knötchen entsprechenden Zystenstrukturen mit relativ breitem, nicht scharf nach außen abgegrenztem Rand zu erkennen. Nach kranial hin breiten sich diese Zysten aus, erscheinen größer, zum Teil konfluierend. Es bleibt auch in den höher gelegenen Lungenschichten der infiltrative Rand der Zystenstrukturen erhalten, was auf eine Aktivität des zugrundeliegenden Prozesses hinweist. In dieser Zone sind auch größere Teile des Lungenparenchyms befallen, und der Prozeß scheint am weitesten fortgeschritten. Hier findet sich die ausgedehnteste Desorganisation der Lungenstruktur mit teilweise ausgeprägtem Emphysem (Abb. 4.**53**).

Unerklärt ist bisher die Pathogenese der kleinen, zentral zystischen Strukturen und kleineren Zysten. Es läßt sich nicht entscheiden, ob diese zystischen Strukturen erweiterten kleinen Bronchien entsprechen, die dadurch entstehen könnten, daß zentralere Abschnitte durch Histiozytengranulome verlegt werden, oder ob sie aus den zentralen Fibrosen und Nekrosen der Histiozytengranulome erwachsen. Diese Zysten konfluieren dann im fibrosierenden Umbau der Lunge mit anderen Zysten und Emphysembläschen, so daß im weiteren Verlauf eine zunehmende Wabenlunge entsteht.

Differentialdiagnostisch lassen sich diese Zysten gegenüber der Lymphangioleiomyomatose (Abb. 4.**54**) nicht sicher abgrenzen. Diese Erkrankung tritt aber nur bei Frauen im gebärfähigen Alter auf, und dabei fehlen auch die Knötchen, die zum Bild der Histiozytose gehören. Im Unterschied zur idiopathischen Lungenfibrose, bei der die Bläschen subpleural, paraseptal liegen, sind sie bei der Histiocytosis X diffus über den Lungenquerschnitt verteilt. Die peripheren und die basalen Lungenabschnitte sind eher ausgespart, mindestens jedoch weniger betroffen.

Die Prognose der Lungenhistiozytose wird sehr unterschiedlich beurteilt. Obwohl – insbesondere unter Steroidtherapie im Frühstadium – benigne Verläufe gesehen werden, schreitet die

Erkrankung in der Hälfte der Fälle fort. In $^1/_4$ der Fälle sterben die Patienten an der zunehmenden Ateminsuffizienz. Deshalb ist die frühe Diagnose sehr wichtig.

Die wichtigen klinischen und radiologischen Symptome sind:

- rezidivierende Pneumothoraces,
- progressive Atemnot,
- interstitielles Bild, Mittel-/Oberfeld betont, mit Zeichen der Überblähung in der Thoraxübersichtsaufnahme.

Das CT-Bild der Lunge weist folgende Leitsymptome auf:

- ausgeprägte kleine, etwas unscharfe Knötchen (Abb. 4.**51**),
- dünnwandige Zysten in der Lunge, die zu größeren emphysematösen Arealen konfluieren können (Abb. 4.**52**),
- der Prozeß ist zentral betont und nimmt nach kranial und kaudal hin ab (Abb. 4.**53**),
- keine Betonung der subpleuralen Region,
- keine pathologisch vergrößerten Hilus- oder Mediastinallymphome,
- keine Pleuraergüsse.

Die Knötchen, kombiniert mit sehr kleinen zystischen Elementen, können das Bild beherrschen. Diese noduläre Form der Histiozytose fanden wir bei den älteren (> 40 Jahre) Patienten. Bei den jüngeren Patienten herrscht die zystisch-destruierende Form vor. Die Destruktion kann große Lungenanteile betreffen, so daß dort nur noch die Gefäß-Bronchus-Bündel stehengeblieben sind. Die Knötchen und Zysten lassen sich dann nur in den weniger befallenen Randzonen (z. B. basal oder apikal) erkennen.

Bei diesem Umbau sind die Lappenrandstrukturen eher ausgespart. Die Lappengrenzen, die pleuralen Septen, sind scharf und weisen keine Umgebungsreaktion auf.

Bei der nodulären Form, noch ausgeprägter als bei der zystisch-destruierenden Form, lassen sich auch die kleinen zystischen Elemente nur in

Abb. 4.**54a – d** **Lymphangio-leiomyomatose.** Ausgedehnte zystische Destruktion der Lunge mit Pneumothorax und Pleuraerguß. Die 50jährige Patientin lebt mit ständiger Sauerstoffzufuhr.

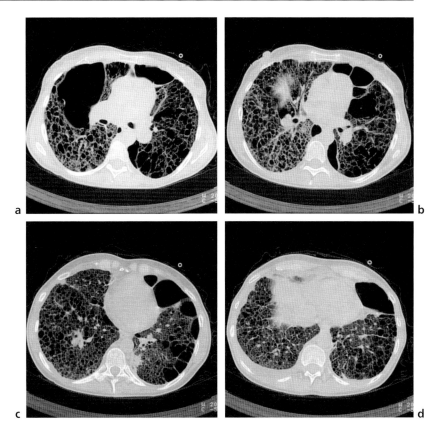

der CT zeigen. Die Durchmesser der Zysten liegen zwischen wenigen Millimetern und mehr als 1 cm. Innerhalb der Lungenschicht zeigt ihre Verteilung keine besondere regionale Bevorzugung. Insbesondere findet sich keine Betonung der pleuranahen Abschnitte, wie sie etwa bei der idiopathischen Lungenfibrose zu erwarten wäre.

Es fällt auf, daß in den basalen Lungenabschnitten, in denen der Prozeß weniger ausgeprägt ist, die Knötchen überwiegen. Dabei finden sich auch hier neben den soliden Knötchen kleinste zystische Veränderungen in anderen, kaum größeren Knötchen. Zusätzlich ist insgesamt in den betroffenen Abschnitten die Dichte angehoben, als Ausdruck des diffusen infiltrativen Prozesses. Ein fibrosierender Umbau mit verstärkt septalen Linien besteht insbesondere paramediastinal. Multiple kleine Lymphknoten lassen sich mediastinal in nicht kritischer Größe nachweisen. Pleura- oder Perikardergüsse bestehen nicht.

Lymphangioleiomyomatose (Abb. 4.54)

Die Lymphangioleiomyomatose der Lunge gilt als seltene Erkrankung. Sie betrifft ausschließlich Frauen im gebärfähigen Alter. Das Leitsymptom ist der rezidivierende Pneumothorax. Aber aufgrund der sonst unspezifischen Symptomatik einer interstitiellen Lungenerkrankung wird die Diagnose jahrelang verzögert. Zunächst werden verschie-

dene andere Krankheiten vermutet, wie Asthma oder Sarkoidose, und eine dementsprechende Therapie eingeleitet. Die Prognose dieser Erkrankung ist relativ schlecht. Die meisten Patientinnen sterben innerhalb von 10 Jahren. Eine frühe Diagnose ist für das Überleben der jungen Patientinnen entscheidend.

Übereinstimmend wird betont, daß nur in einem frühen Stadium eine Therapie hilfreich sein kann, wobei die Ansichten über den therapeutischen Weg kontrovers sind.

Da die Erkrankung nur Frauen im gebärfähigen Alter betrifft, geht man davon aus, daß die Krankheit hormonabhängig ist. Vor allem die östrogenen Hormonanteile werden zumindest für das Fortschreiten der Erkrankung verantwortlich gemacht. Auch wenn keine gesicherten Erkenntnisse vorliegen, scheint eine antiöstrogene Therapie am ehesten Erfolg zu versprechen.

Die Lymphangioleiomyomatose tritt nicht nur als Lungenerkrankung auf. In vielen Fällen handelt es sich zunächst um eine Erkrankung der abdominellen Lymphknoten, die wegen ihrer Größe zu einer Strahlentherapie Anlaß geben können. Bleibt die Erkrankung auf den Bauchraum beschränkt, ist die Prognose nicht so schlecht. Der Lungenbefall, der auch isoliert auftreten kann, ist der prognostisch bestimmende Faktor. Die fortschreitende Lungendestruktion führt zu einem zunehmenden Verlust an Atemaustauschfläche, so daß die Patientinnen an respiratorischer Insuffizienz versterben. Therapeutisch kommt als Ultima ratio die Herz-Lungen-Transplantation in Frage. Hierzu stehen aber noch zu wenige Erfahrungen zur Verfügung.

Histologisch findet sich bei der Lymphangioleiomyomatose in der Lunge zunächst eine fokale Zellproliferation entlang der Lymphspalten. Diese knötchenenthaltenden Zellen glatter Muskulatur unterscheiden sich von normalen glatten Muskelzellen dadurch, daß sie polygonal, kürzer und plumper als diese sind und eine größere Kern-/Plasmarelation aufweisen. Die irregulären Emphysembläschen, die teilweise von gleichförmigen Zügen plumper Spindelzellen umgeben sind, sind für die Diagnose spezifisch. Für die Entstehung dieser Bläschen mag neben der Obstruktion durch die glatte Muskulatur die Degeneration elastischer Fasern verantwortlich sein, wie sie in der Elektronenmikroskopie nachgewiesen werden konnte.

Es bestehen Verbindungen zwischen der Lymphangioleiomyomatose und der tuberösen Sklerose; dies haben schon verschiedene Autoren mitgeteilt. Sie sehen in der Lymphangioleiomyomatose eine Minimalvariante der tuberösen Sklerose.

Da die tuberöse Sklerose Bourneville-Pringle neben dem Adenoma sebaceum auch typischerweise in der kraniellen CT subependymale Verkalkungen zeigt, die bei einer Lymphangioleiomyomatose nicht zu finden sind, lassen sich möglicherweise beide Erkrankungen differenzieren, auch wenn sie vielleicht einer gleichen Entität zugehören. Dennoch zeigen die Patienten mit tuberöser Sklerose und Lungenbefall ähnliche Veränderungen wie bei der Lymphangioleiomyomatose. Auch klinisch finden sich bei beiden Erkrankungen gleichermaßen chylöse Pleuraergüsse, Pneumothoraces und obstruktiv-emphysemartige Änderungen der Lungenfunktion.

In 40–80% der Fälle einer tuberösen Sklerose wird ein Angiomyolipom der Niere, ein gutartiger Mißbildungstumor, gefunden. Umgekehrt sind bis zu 25% der Angiomyolipome der Niere mit einer tuberösen Sklerose vergesellschaftet. Bei den Fällen mit Angiomyolipom der Niere, bei denen keine Verbindung zu einer tuberösen Sklerose nachgewiesen werden kann, handelt es sich zumeist um Patientinnen mittleren Alters, also um die gleiche Personengruppe, bei der die Lymphangioleiomyomatose vorkommt.

Auch bei der Diagnostik des Angiomyolipoms kommt der CT eine herausragende Bedeutung zu, da alle übrigen radiologischen Methoden (Ultraschall, Übersichtsaufnahme, Urogramm, Angiographie) aufgrund der Vielfalt der Erscheinungsformen eine Differenzierung gegenüber einem Malignom nicht zulassen. Auch histologisch bestehen oft Schwierigkeiten, diesen Mißbildungstumor sicher als benigne zu klassifizieren. Nur durch den Nachweis fetthaltiger Strukturen kann in der CT die Diagnose gesichert werden.

Im Rahmen der Diagnostik erfolgt immer eine Thoraxübersichtsaufnahme. Leider zeigt diese meist keine charakteristischen oder spezifischen Befunde. Sie kann normal sein oder eine interstitelle Zeichnungsvermehrung aufweisen, die keine sichere Deutung zuläßt. Erst im fortgeschrittenen Stadium lassen sich charakteristische Veränderungen auch in der Übersichtsaufnahme abgrenzen. Als typisch gilt dabei das Bild einer ausgeprägten interstitiellen Lungenerkrankung, aber mit den Zeichen der Überblähung und nicht mit vorwiegend restriktiven Lungen- und Thoraxveränderungen. Von der CT ist jedoch frühzeitig eine sichere Diagnose zu erwarten, da die typischen Befunde der Lymphangioleiomyomatose, die zystische Transformation der Lunge, sich in der HR-CT besonders gut abbilden und genauer analysieren läßt.

Die CT der Lunge zeigt eine ausgedehnte zystisch-bullöse Durchsetzung der Lunge. Die Zysten sind diffus über die Lunge verteilt, sowohl in apikokaudaler Richtung als auch in der transversalen Schicht. Sie zeigen eine dünne, deutlich abgrenzbare Wandstruktur. Die Zystengröße beträgt im Durchschnitt 1 cm. Die CT-Kontrollen zeigen im weiteren Verlauf nach 2 und 3 Jahren eine fast vollständige Zerstörung des Lungenparenchyms. Trotz der diffusen Destruktion des Parenchyms bleibt der zystisch-bullöse Charakter erhalten. Im Unterschied zu anderen destruierenden Erkrankungen der Lunge, die auch zu einer Wabenlunge führen, bleibt hier der Anteil der Fibrose, eines vermehrten und verdichteten Gerüsts, gering. Dieses Bild ist spezifisch für diese Erkrankung.

Bei der Lymphangioleiomyomatose der Lunge können z. T. ausgedehnte Pleuraergüsse und Hilus- und Mediastinallymphome auftreten. Differentialdiagnostisch ist die Lymphangioleiomyomatose von der Histiocytosis X der Lunge weder unter radiologischen Gesichtspunkten noch histologisch nach Lungenpunktion, wenn Ergüsse und Lymphome fehlen, sicher zu trennen.

Es besteht Einvernehmen, daß die Diagnostik der Lymphangioleiomyomatose der Lunge durch die CT deutlich besser ist als mit der klassischen Röntgenaufnahme. Die CT korreliert auch besser mit lungenfunktionsanalytischen Werten.

Neoplasie

Bronchialkarzinom

Die Suche nach einem Bronchialkarzinom sowie die Abklärung des (zufällig entdeckten) Rundherds gehört zu den häufigsten Indikationen für eine CT-Untersuchung des Thorax. Dennoch wird im Rahmen dieses Buchs nicht weiter auf diese Erkrankung eingegangen, da sie auch in ihrem CT-Erscheinungsbild schon ausführlich beschrieben worden ist. Es sind viele Kriterien bekannt, die für die Malignität (exzentrische Verkalkung, diffuse Kalkeinlagerung, keine Kalkeinlagerung, unregelmäßige Begrenzung, „Krebsfüßchen") oder die Benignität (zentrale, homogene Verkalkung, Fettgehalt, fehlendes Wachstum) eines Herds sprechen. Dennoch läßt sich im Einzelfall durch die CT allein nicht entscheiden, ob ein Befund maligne oder benigne ist.

Die CT ist auch dann ein wichtiges Hilfsmittel zur Lokalisation (ggf. zur Punktion), zum Ausschluß weiterer Herde und zur Beurteilung des Mediastinums. Das weitere diagnostische Vorgehen sollte gemeinsam mit den entsprechenden Fachdisziplinen (Pneumologie, Thoraxchirurgie) abgestimmt werden.

Alveolarzellkarzinom (alveoläres, bronchoalveoläres oder bronchioloalveoläres Karzinom, Lungenadenomatose) (Abb. 4.55 u. 4.56)

Bei dieser Lungenneoplasie handelt es sich um eine Wucherung des Alveolarepithels. Histologisch handelt es sich um ein Adenokarzinom. Dabei ist unklar, ob dieses Karzinom primär in der Lunge entsteht oder eine Absiedlung eines extrapulmonalen unbekannten Adenokarzinoms (z. B. Pankreaskarzinom) ist. Weil häufig multiple Lungenherde zu finden sind, ist strittig, ob es lokal oder multizentrisch in der Lunge entsteht. Möglicherweise überlappen sich verschiedene Karzinomformen sowohl in der histologischen wie auch radiologisch-klinischen Ausprägung. Die heutige Ansicht geht dahin, daß es sich beim Alveolarzellkarzinom um eine maligne Wucherung der Pneumozyten Typ II handelt. Diese breiten sich über die Luft- und Lymphwege in der Lunge aus. Elektronenmikroskopisch werden in diesen Tumoren oft verschiedene Zelltypen aber keine Flimmerepithelien gefunden. Die zellulären Unterschiede, die auch zu unterschiedlichen Ausprägungen des Karzinoms in der Morphologie und im Verhalten führen, sind möglicherweise dadurch bedingt, daß dieses Karzinom von

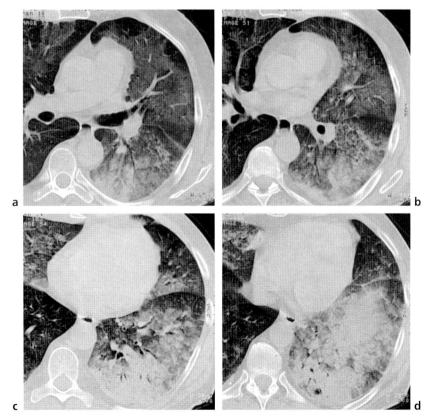

Abb. 4.**55a–d Alveolarzellkarzinom.** Dessen Ausgangspunkt liegt im linken Unterlappen mit ausgeprägter exsudativer Komponente.

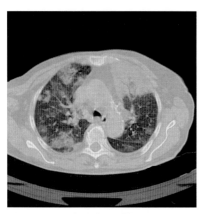

Abb. 4.56 Alveolarzellkarzinom mit multiplen Herden, in deren Randbereichen sich der alveoläre Charakter der Infiltration erkennen läßt.

einer bronchialen Stammzelle mit unterschiedlichen Differenzierungsmöglichkeiten ausgeht.

Genauso unübersichtlich ist das radiologische Bild. Dieses Karzinom läßt sich nicht durch eine einfache Musterzuordnung charakterisieren. Es ist am einfachsten, wenn man gedanklich davon ausgeht, daß der Tumor von einer Stelle in der Lunge beginnt und sich nach und nach über die ganze Lunge ausdehnt.

So kann man einzelne größere, glatt oder unscharf begrenzte Verdichtungen finden, die charakteristischerweise ein Bronchogramm zeigen. Es können sich durch die kontinuierliche Ausbreitung des Tumors ausgedehnte Konsolidierungsareale bilden. Auch hier ist die genaue Beurteilung der Übergangszone zur normalen Lunge wegweisend in der CT.

Da die Symptome zunächst gering sind, werden die Patienten oft erst zu einem Zeitpunkt untersucht, bei dem schon ein diffuser Befall der Lunge vorliegt. Der Primärherd ist dann wahrscheinlich schwer zu finden. Es zeigen sich eine Vielzahl von Knötchen, die sich über die Lunge hin ausdehnen.

Bei den ausgedehnten, diffusen Verschattungen ist jedoch eine radiologische Diagnose anhand der Übersichtsaufnahme schwierig. Die transbronchiale Biopsie und die bronchoalveoläre Lavage gelten als zuverlässige Verfahren für die Diagnostik des Alveolarzellkarzinoms. Jedoch trifft dies nicht immer zu. Bei einem Patienten war, selbst als der Verdacht dringend radiologisch geäußert worden war und gezielt – auch unter Zuhilfenahme der CT – endoskopisch nach diesen Tumorveränderungen gesucht wurde, sowohl die bronchoalveoläre Lavage als auch die erneut vorgenommene transbronchiale Biopsie falsch negativ. Dies erklärt sich aus dem unimorphen Aussehen der Tumorzellen, die wie hochprismatische Bronchialepithelien aussehen. Das radiologische Bild wird auch dadurch

schwer deutbar, daß dieser Tumor in einem unterschiedlichen Ausmaß zu einer Flüssigkeitsexsudation in den Alveolarraum führt (Abb. 4.55). Computertomographisch zeigt sich dadurch der alveoläre Charakter der Infiltration mit deutlich unscharfer, flauer Randzone der rundlich-knotigen Elemente. Die peripheren Tumorknötchen sind nicht homogen, sondern haben einen punktierten, fein gelappten Charakter. Diese Knötchen sind Ausdruck einer diffusen alveolären Füllung bei erhaltenem Interstitium, das beim Alveolarzellkarzinom nur gering beteiligt ist. Die umgebende diffuse Trübung entspricht der exsudativen Komponente der Erkrankung (Abb. 4.56).

Gegenüber den unspezifischen Zeichen in der klassischen Radiographie, wie sie oben beschrieben wurden, zeigt die HR-CT weitere, spezifischere Merkmale eines Alveolarzellkarzinoms:

● *Multilokularer Befall* (auch wenn die Übersichtsaufnahme nur einen Herd zeigt).
● *Angiogrammzeichen:* Damit wird beschrieben, daß nach i.v. Kontrastmittelgabe die tumorinfiltrierte Lunge, im Unterschied zu einer Atelektase oder Pneumonie, hypodens bleibt, während die Gefäße sehr gut kontrastiert sichtbar werden.
● *Granulierte, gelappte Knötchen:* Diese sind Ausdruck der Füllung einzelner Läppchen. Sie sind damit ein Zeichen für einen intraalveolären Prozeß. Die Verteilung dieses alveolären Musters ist wegweisend für die Diagnose.

Gleichartige alveoläre Muster, die durch die intraalveoläre Exsudation hervorgerufen werden, finden sich auch bei:

● Alveolarproteinose (dort jedoch diffus und gleichförmig verteilt),
● diffuser Lungenblutung (dort jedoch unter Aussparung der subpleuralen Region),
● Hämochromatose der Lunge,
● malignem Lymphom und Pseudolymphom der Lunge.

Sarkom

◼ Kaposi-Sarkom

Etwa 30% der Patienten mit AIDS entwickeln ein Kaposi-Sarkom. Bei etwa 15% der Patienten ist das Kaposi-Sarkom die Erstmanifestation von AIDS. Die Indikation zur CT ergibt sich aus einem pathologischen, nicht sicher zu klassifizierenden Übersichtsbild und aus der Notwendigkeit, die Verschattungsmuster von anderen pulmonalen Affektionen abzugrenzen.

Normalerweise geht dem pulmonalen Befall ein Hautbefall des Kaposi-Sarkoms voraus, d. h., es ist bei der Untersuchung bekannt, daß der Patient

Abb. 4.57a – d Kaposi-Sarkom.
Beim zentralen Typ des Kaposi-Sarkoms finden sich meist symmetrisch-perihiläre Tumoren, die spitze Ausläufer in die Peripherie aufweisen.

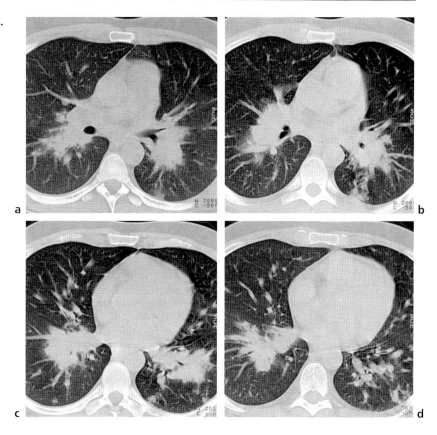

unter einem Kaposi-Sarkom leidet. Jedoch konnten in einzelnen Fällen auch pulmonale Herde als Erstmanifestationen des Kaposi-Sarkoms gesichert werden.

Für die Diagnose ist wichtig, daß es 2 Formen des pulmonalen Kaposi-Sarkoms gibt, die auch in Kombination auftreten können:

- das zentrale Kaposi-Sarkom (Abb. 4.57),
- das disseminierte, periphere Kaposi-Sarkom (Abb. 4.58).

Zentrales Kaposi-Sarkom

Es ist etwa doppelt so häufig wie das periphere Kaposi-Sarkom. Für die zentrale Form ist typisch:

- symmetrischer,
- peribronchialer,
- zentripetaler Ausbreitungsmodus.

Diagnostisch wegweisend ist die mit dem Kaposi-Sarkom verbundene deutliche interstitielle Reaktion. Sie ist durch den sarkomatösen Befall der septalen Strukturen einerseits und durch das dadurch bedingte – auch lokale – Lymphödem andererseits bedingt. Deshalb gehört zum Bild des Kaposi-Sarkoms der Pleuraerguß (Abb. 4.59). Charakteristischerweise sind immer interstitielle Linien zu finden. Bei der zentralen Form zeigt sich das in einer strahligen Korona um die Hili. Die verdickten Bronchialwände laufen spitz, lanzenförmig in das Lun-

genparenchym aus. Während die Übersichtsaufnahme häufig eine bihiläre Lymphadenopathie vermuten läßt, zeigt die CT die peribronchiale Infiltration ohne wesentliche Lymphknotenvergrößerung.

Disseminiertes, peripheres Kaposi-Sarkom

Es zeigt mehrere diffus über die Lunge verteilte Herde. Sie weisen ein typisches Aussehen auf. Aufgrund der beschriebenen interstitiellen Reaktion zeigen diese Herde ein Bild wie der Funkenregen bei Wunderkerzen. Die Herde sind flammenförmig ausgezogen, mit einer Lanzettkorona umgeben.

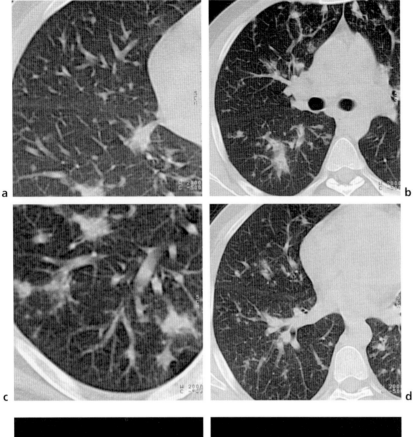

Abb. 4.**58a – d   Kaposi-Sarkom.** Beim peripheren Typ des Kaposi-Sarkoms finden sich kleinere Herde über die Lunge verteilt, die ein ganz charakteristisches Aussehen aufweisen. Typisch ist dieses Wunderkerzenzeichen, das durch die spitzen Ausläufer der Herde, die lokale Lymphangiose, hervorgerufen wird.

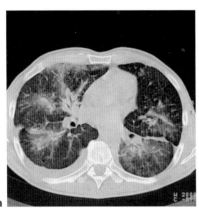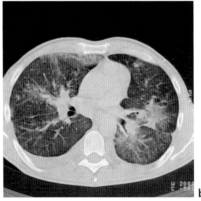

Abb. 4.**59a u. b   Kaposi-Sarkom.** Flüssigkeitseinlagerung, Lymphödem und Pleuraergüsse sind typische Begleitzeichen beim Kaposi-Sarkom. Diese Abbildung zeigt mit den Bronchialwandverdickungen, den perifokalen Linien und den diskreten parenchymatösen Verdichtungen die lokale Lymphangiosis und das begleitende lokale Ödem.

Metastasen

Metastasen stellen sich als Rundherde, Knoten, Punkte und Flecken dar (Abb. 4.**60**). Bei einem bekannten Tumorleiden muß jeder – auch kleine – Rundherd in der Lunge als mögliche Metastase angesehen werden. Schwierig ist es jedoch, wenn ein oder mehrere kleine punktförmige Herde in der CT nachgewiesen werden, ohne daß ein Tumorleiden bekannt ist. Hier müssen differentialdiagnostisch auch die granulomatösen Lungenerkrankungen in Betracht gezogen werden.

Charakteristisch ist bei den Metastasen eine eher pleuranahe Verteilung sowie die häufig nachweisbare Bindung an ein kleines Gefäß.

Lymphangiosis carcinomatosa

Das radiologische Bild einer Lymphangiosis carcinomatosa ist ein uncharakteristisch interstitielles Bild mit Kerley-Linien, die atypisch verteilt sein können (z. B. Oberfeldbetonung), und mit mehr oder weniger ausgeprägtem Pleuraerguß.

Demgegenüber lassen sich in der CT, auch wenn das Übersichtsbild unauffällig ist, typische Zeichen finden (Abb. 2.**4** u. 4.**61**):

- unregelmäßige septale Verdickung,
- polygonales Muster,
- ungleichmäßige Verdickung des Gefäß-Bronchus-Bündels,
- Knötchen,

Abb. 4.**60a–d Metastasenlunge bei Pankreaskarzinom.**
Ungewöhnlich ist die unterschiedliche Größe und die unterschiedliche Umgebungsreaktion der
Herde.

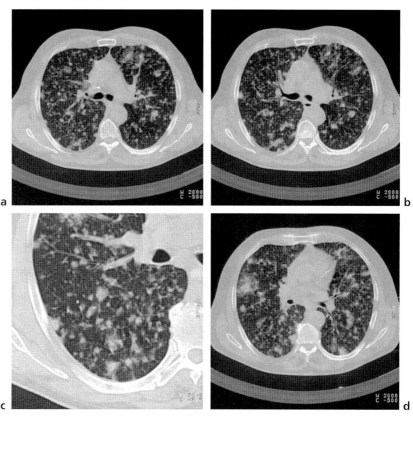

Abb. 4.**61a–d Ausgeprägte
einseitige Lymphangiosis carcinomatosa** mit pleuraler Reaktion
bei Oberlappenkarzinom rechts.

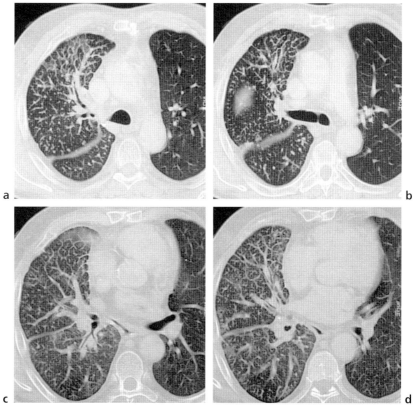

- pleurale Verdickung,
- Pleura- und Interlobärergüsse,
- mediastinale Lymphome.

Diese Befunde sind das Abbild der Lymphblockade durch die Tumorinvasion des Interstitiums. Dabei kann die septale Verdickung sowohl Ausdruck des Tumorbefalls der Lymphspalten als auch des dadurch bedingten Lymphödems sein.

Malignes Lymphom

Die Beteiligung der Lunge beim malignen Lymphom tritt in 2 Varianten auf:

- Von den mediastinalen Lymphomen ausgehend, breitet sich der Tumor entlang des Gefäß-Bron-

chus-Bündels in die Peripherie aus. Die große Konsolidierung zeigt sich mit offenen Bronchien. Das Ausmaß des Röntgenbefunds ist dabei diskrepant zu den relativ geringen klinischen Symptomen des Lungenbefalls.
- In der Lunge selbst kommt es zu Absiedlungen des Lymphoms. Es finden sich multiple Lungenrundherde, meist mit Durchmessern im Zentimeterbereich (Abb. 4.**62**).

Aus der Art des Lungenbefalls kann man aber nicht auf die Art des malignen Lymphoms schließen. Hodgkin- wie Non-Hodgkin-Lymphome können sowohl in der zentripetalen wie auch in der knotig-disseminierten Form auftreten. Aber in beiden Fällen finden sich bei Erwachsenen, im Unterschied zu Kindern, immer deutliche mediastinale Lymphome.

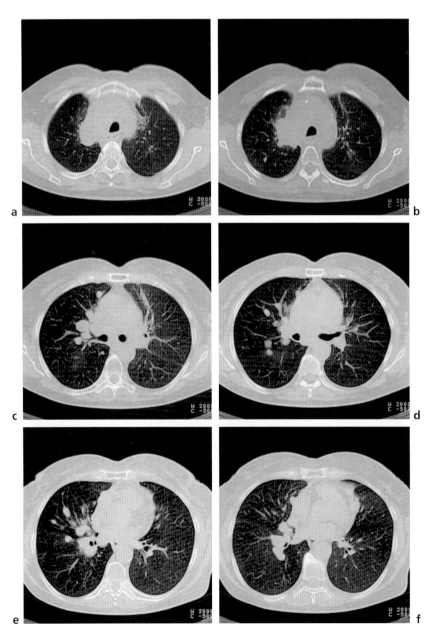

Abb. 4.**62a – f   Rezidiv eines B-Zell-Lymphoms** mit direkter Invasion des Mediastinallymphoms in die Lunge und peribronchialer Ausdehnung von Lymphomknoten.

Gefäßerkrankungen

Fehlbildungen

▨ Scimitarsyndrom – fehlmündende Lungenvenen

Im klassischen Fall ist das Scimitarsyndrom eine einfache radiologische Diagnose, die mit der Übersichtsaufnahme des Thorax gestellt werden kann. Das charakteristische Röntgenzeichen ist der bandförmige Streifenschatten im rechten Lungenunterfeld, der gekrümmt in kraniokaudaler Richtung nach medial, in etwa parallel zum rechten Herzrand zieht. Er entspricht einer Lungenvene, die atypisch verläuft und nicht in den linken Vorhof mündet. Diese Anomalie wird als Scimitarvene beschrieben, aufgrund der Ähnlichkeit der Form mit dem „Scimitar" (türkischer Krummsäbel).

Es handelt sich um eine seltene Mißbildung aus dem breiten Spektrum der Entwicklungsanomalien der Lunge (s. Kap. 5). Dieses Spektrum reicht von dem kongenitalen Lobäremphysem, der bronchopulmonalen Zyste, der kongenital zystisch-adenomatoiden Malformation über die bronchopulmonale Lungensequestration und das hypogenetische Lungensyndrom bis zur a.-v. Malformation. Das Scimitarsyndrom liegt dabei mehr auf der Seite der Entwicklungsstörungen mit normaler Lungenstruktur und abnormer Gefäßarchitektur. Nicht selten ist diese Fehlbildung mit Fehlbildungen anderer Organe kombiniert.

In der CT läßt sich die Scimitarvene über viele Schichten hin gut verfolgen. Es läßt sich gut nachweisen, daß diese Vene nicht in den linken Vorhof mündet. Manchmal ist es schwierig zu entscheiden, ob diese abnorme Vene infra- oder supradiaphragmal in die untere Hohlvene einmündet.

Wird der Patient in sitzender Position untersucht, so ist es möglich, die Scimitarvene im gesamten Verlauf in einer Schicht darzustellen und die antomischen Bezüge zu zeigen.

▨ Arteriovenöse Malformation

Die a.-v. Malformation gehört zu den Differentialdiagnosen der Lungenrundherde. Auf der Thoraxübersichtsaufnahme kann es schwierig sein, die zu- und abführenden Gefäße sicher zu erkennen. Die CT ist hier besser in der Lage, die Gefäßstruktur und die anatomischen Bezüge zu klären (Abb. 4.63). Im Zweifelsfall ist es möglich, durch i.v. Kontrastmittelgabe, den Gefäßcharakter nachzuweisen. Mit einer 3-D-Rekonstruktion läßt sich diese Anomalie gut und übersichtlich präsentieren. Die Diagnose einer a.-v. Malformation ist nicht nur

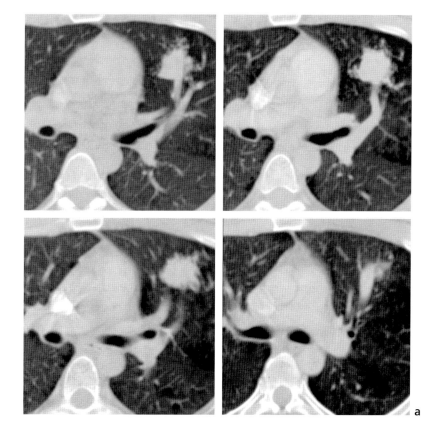

Abb. 4.63a u. b Arteriovenöse Malformation im linken Oberlappen. Die CT (**a**) zeigt den Gefäßcharakter der Läsion und die kräftigen zu- und abführenden Gefäße. Klinisch hatte der 34jährige Patient einen Hirnabszeß erlitten, für dessen Ursache diese Malformation gefunden wurde.

a

Abb. 4.**63b** ▶

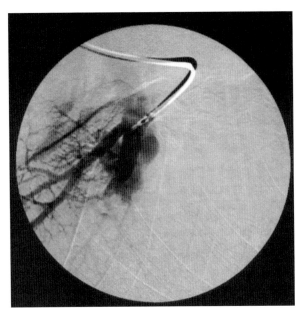

Abb. 4.**63b**   Angiographie vor Embolisationsbehandlung.

wegen der Abgrenzung zu malignen Prozessen wichtig. Sie führt zu einem Shunt, einer Volumenbelastung des Herzens. Zum anderen sind a.-v. Malformationen in der Lunge auch Eintrittsorte für Bakterien, die zu Komplikationen, z. B. einem Hirnabszeß, führen können. Isolierte a.-v. Malformationen kommen vor, sie sind jedoch häufiger multipel. Zum Beispiel beim Morbus Osler ist kann diese Angiomatose diffus über die Lunge verteilt sein. Als therapeutische Maßnahme kommt heute

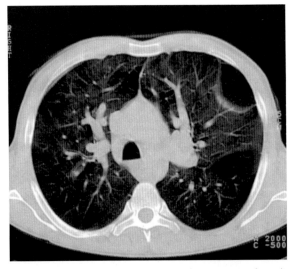

Abb. 4.**64 Ausgeprägte pulmonale Hypertonie** mit Erweiterung der zentralen Pulmonalgefäße und Kalibersprung bei α_1-Antitrypsinmangelemphysem.

eher die radiologische Embolisationstherapie – mit Festkörpern, Spiralen – in Betracht als die Chirurgie. Der Vorteil dieser Methode liegt in der Schonung des normalen Lungengewebes.

Pulmonale Hypertonie

Durch eigene Regelungsmechanismen schützt sich die Lunge vor einer zu hohen Druckbelastung. Durch Konstriktion der muskulären Gefäße wird das überhohe Druckangebot abgefangen, das bei verschiedenen Erkrankungen vom rechten Herzen kommt. Mit zunehmender Wanddehnung steigt die Wand- und Faserspannung. Das bedeutet, daß die Muskulatur der A. pulmonalis mit zunehmendem Gefäßdurchmesser eine höhere Spannung zu bewältigen hat. Dies kann sie jedoch nur bis zu einem Gefäßdurchmesser von etwa 1 cm ausgleichen. Da aber die Hilusgefäße nomalerweise schon dieses Kaliber aufweisen, ist dort die Muskulatur nicht mehr in der Lage, eine effektive Konstriktion herbeizuführen. Dies führt zu dem Bild des Kalibersprungs: Mit zunehmender pulmonaler Hypertonie werden die zentralen Pulmonalgefäße immer weiter bei gleichzeitiger Reduzierung der Gefäßkaliber in der Peripherie (Abb. 4.**64**). Wie gezeigt werden konnte, ist die Weite der zentralen Gefäße proportional dem Druck in der A. pulmonalis. Bei einem vorbestehenden Shuntvitium mit vermehrtem Durchfluß durch die pulmonale Strombahn sind auch weiter peripher gelegene Gefäße vorgedehnt. Deshalb ist bei diesen Patienten bei einer pulmonalen Hypertonie der Kalibersprung weiter in der Peripherie. Somit kann dort das Ausmaß der Hypertonie überschätzt werden.

Computertomographisch läßt sich die Weite der Lungengefäße exakt bestimmen. Dabei soll die Weite des Pulmonalishauptstamms 28,6 mm nicht überschreiten, und für die A. intermedia werden als obere Grenze 16,3 mm angegeben. Auch ohne spezielle Messung läßt sich erkennen, ob eine Erweiterung des Pulmonalishauptstamms vorliegt. Da bei Patienten ohne Shuntvitium durch die Aorta und die Pulmonalis die gleiche Blutmenge fließt, müssen ihre Kaliber auch vergleichbar sein. Eine Vergrößerung des Durchmessers der A. pulmonalis weist dann auf einen erhöhten Druck hin. Besteht aber ein Shuntvitium, so sind die Gefäßkaliber ein direktes Maß für die Durchflußmenge. Dabei läßt sich die Durchflußmenge durch ein Gefäß nach folgender Formel abschätzen:

$$\text{Durchflußmenge [ml/min]}$$
$$= 10 \times \text{Gefäßdurchmesser}^2 \, (\text{mm}^2)$$

Damit ist bei Lungenfibrosen das Ausmaß der Funktionsbeeinträchtigung auch an der Ausbildung des Hochdrucks im kleinen Kreislauf zu erkennen.

Lungenembolie

Zur Zeit wird diskutiert, inwieweit die CT sich zur Diagnostik der Lungenembolie eignet. Seit der Möglichkeit der Spiral-CT gelingt es mit einem Kontrastmittelbolus, das zentrale pulmonale Gefäßsystem zu erfassen. Eine fehlende Kontrastierung, etwa auf der Ebene der Segmentarterien, läßt damit die Diagnose einer Lungenembolie zu. Dabei ist aber zu berücksichtigen, daß auch bei lückenloser Schichtung die Kontrastmittelverteilung nicht konstant ist, sondern vom Herzschlag und der Pulsfrequenz abhängig ist. Dadurch können Minderperfusionen vorgetäuscht werden. Auch die Messung der Lungendichte vor und nach Kontrastmittelinjektion wird in unterschiedlichen Lungenarealen gemessen. Die fehlende Kontrastmittelaufnahme gilt ebenfalls als Indiz für eine Lungenembolie. Jedoch sind bisher die Untersuchungen zu diesem Problem noch widersprüchlich und methodisch nicht standardisiert, so daß eine sichere Bewertung der Methode noch nicht möglich ist. Noch immer gilt die direkte Gefäßdarstellung und die Szintigraphie als die Methode der Wahl.

Sicher erscheint jedoch, daß gerade bei chronischen unklaren Gefäßprozessen die Kontrastmittel-CT in der Lage ist, unerwartete thrombotische Veränderungen in den zentralen Abschnitten der Lungengefäße gut abzubilden.

Pleuraerkrankungen

Die CT ist in der Diagnostik von pleuralen Erkrankungen der klassischen Übersichtsaufnahme deutlich überlegen. Alle pleuralen Abschnitte, bis auf die schichtparallelen Anteile in der Thoraxspitze und auf dem Zwerchfell, werden mit gleichbleibender Schärfe abgebildet. Gleichzeitig wird die direkte Umgebung, die Lungen- und Thoraxwandstruktur, dargestellt und läßt sich in die Analyse miteinbeziehen (Abb. 4.**37**). Die Ultraschalluntersuchung kann ebenfalls wertvolle diagnostische Hinweise geben und wird für viele Fragen (z. B. periphere Lungen- und Pleuraveränderungen bei Lungenembolie) vorrangig eingesetzt.

Pneumothorax

Auch kleinste Mengen freier Luft lassen sich computertomographisch nachweisen. Dies ist insbesondere bei der Kontrolle unmittelbar nach CT-gesteuerten Eingriffen von Vorteil. Auch bei gekammerten Pneumothoraces ist die CT eine geeignete Methode, um günstige Zugangswege zu finden.

Erguß

Mit großer Empfindlichkeit gelingt der Nachweis auch sehr kleiner Ergußmengen in der CT. Über die Messung der Dichte ist es möglich, hämorrhagische Ergüsse zu erkennen, wenn die Dichte erhöht ist. Aber die Dichtemessung kann durch die Knochen- Luft- und Pulsationsartefakte sehr ungenau sein und zu einer Fehlbestimmung führen.

- *Einseitiger Erguß:*
  - kardiale Dekompensation,
  - Tuberkulose,
  - Pneumonie,
  - Lungeninfarkt,
  - Pleurakarzinose,
  - primäre Pleuratumoren,
  - Thoraxtrauma,
  - intraabdominelle Prozesse.

- *Beidseitiger Erguß:*
  - häufig Herzinsuffizienz,
  - vaskuläre Kollagenosen,
  - Hypoproteinämien (Leber-, Nierenerkrankungen).

- *Pleuraverdickung und pulmonale Reaktion (Fibrose) oder Pleuraerguß:*
  - Asbestose,
  - Kollagenose,
  - Lymphangiomyomatosis,
  - Pneumokoniose,
  - Tuberkulose,
  - Emphysem,
  - Neoplasma (Mesotheliom).

Die Abgrenzung eines Pleuraempyems von einem Lungenabszeß (beide können mit einem Luft-Wasser-Spiegel an der Thoraxwand anliegend auftreten) kann schwierig sein.

- *Zeichen des Empyems:* Regelmäßig begrenztes Lumen, feine innere Fläche, scharfe Grenze zwischen Läsion und Lunge.
- *Zeichen des Abszesses:* Unregelmäßige Größe, dicke Wand, keine saubere Abgrenzung zum Lungenparenchym, Kompression der Lunge.

Zu lokalisierter oder generalisierter Pleurafibrose kommt es bei folgenden Erkrankungen:

- *Lokalisiert:*
  - meist an den Lungenspitzen, Verdacht auf Tbc, Abstumpfung des kostophrenischen Winkels: meist alter Pleuraerguß.

- *Rundschatten:*
  - Rundatelektase,
  - Pleuratumor (Mesentheliom, metastasierendes Malignom).
- *Generalisierte Pleuraverschwartung:*
  - einseitig: alte Tbc, altes Empyem, alter Hämatothorax,
  - beidseitig: Asbestose.

Mesotheliom

Das Mesotheliom der Pleura bildet halbkugelige, wellige, konfluierende Tumoren, die im typischen Fall computertomographisch leicht erkannt werden können. Jedoch bei ausgedehnten Pleuraveränderungen, etwa bei langer Asbestexposititon, dem Hauptrisikofaktor für das Pleuramesotheliom, läßt sich meist nicht entscheiden, welcher der vielen Herde in eine maligne Entartung, ein Mesotheliom, übergeht. Es scheint keine Möglichkeit zu geben, die Entwicklung eines Mesothelioms frühzeitig, d. h. im noch operablen Stadium, zu erkennen.

Verletzungen (s. Kap. 5)

In der Akutdiagnostik polytraumatisierter Patienten spielt die CT eine hervorragende Rolle. In einem Untersuchungsgang können Übersichtsaufnahmen (Topogramme) in 2 Ebenen und aus den wichtigen Körperregionen repräsentative Schichten oder komplette Untersuchungsabschnitte gemacht werden. Dies gelingt besonders einfach mit der Spiraltechnik. Damit läßt sich die kritische Zeit der Röntgendiagnostik erheblich verkürzen. Die Festlegung einer optimalen Behandlungsstrategie wird deutlich erleichtert.

Wichtige Informationen sind bei der Thoraxuntersuchung zu erhalten (Abb. 4.**65**):

- Pneumothorax,
- Pleuraerguß,
- Lungenkontusionsherde und Einblutungen,
- Frakturen der Wirbelsäule oder der Rippen mit Begleithämatom,
- Fehllagen von Drainagen und Katheter.

Viele der so nachweisbaren Veränderungen werden durch die Thoraxübersichtsaufnahme unterschätzt.

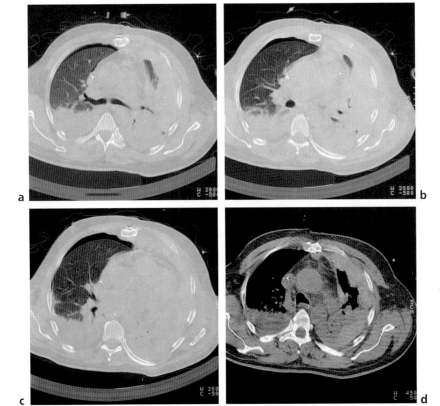

Abb. 4.**65a – d Nachblutung nach Thorakotomie.** Durch die höhere Dichte läßt sich das Hämatom links vom Pleuraerguß rechts unterscheiden. Die CT zeigt nach thorakaler Verletzung häufig nicht vermutete Komplikationen wie Pneumothorax, Blutungen, Atelektasen.

5 Lungen- und Pleuraerkrankungen in der CT bei Kindern

Indikationen zur HR-CT

- Fehlbildungen von Thorax, Trachea, Bronchien und Lunge.
- Fistelsuche bzw. bei bekannter Fistel, Darstellung der Begleitreaktionen (zuerst Ösophaguspassage).
- Partielle Einengung der Luftwege, z. B. durch vaskuläre Gefäßringe oder Lymphknoten.
- Beurteilung von Art und Ausdehnung der Lungenveränderungen bei primärer Lungenschädigung (zystisch-adenomatoide Malformation, pulmonale Sequestration).
- Beurteilung der Art und Ausdehnung von Lungen- und Pleuraveränderungen bei den Erkrankungen der Luftwege, z. B. der zystischen Fibrose (vor Lungentransplantationen – Pleuraschwarten; atypische Infektion bei der zystischen Fibrose oder der primären ziliären Dyskinesie.
- Auffälliger klinischer und/oder radiologischer Befund nach Entfernung eines aspirierten Fremdkörpers und erfolgter Bronchoskopie.
- Gastroösophagealer Reflux mit rezidivierenden Aspirationen.
- Beurteilung der Schwere der Lungenveränderungen bei einer Staphylokokkenpneumonie und anderen abszedierenden Pneumonien, bei der Pneumocystis-carinii-Pneumonie und therapieresistenten Pneumonien.
- Darstellung der Lungenveränderungen beim Swyer-James-Syndrom.
- Postprimäre Tuberkulose mit der Frage nach erneuter Infektion.
- Befundsicherung bei der Sarkoidose.
- Beurteilung der Art und Ausdehnung von Lungenerkrankungen bei alteriertem Immunsystem (v. a. Lungenhämosiderose).
- Beurteilung der Art und Ausdehnung von Lungenveränderungen bei metabolen Erkrankungen.
- Beurteilung von Art und Ausdehnung der Lungenveränderungen, der Pleura- und Thoraxwand bei Neoplasien.
- Thorax-, Pleura- und Lungenveränderungen beim Trauma.
- Beurteilung der Infiltration des knöchernen Thorax und der umgebenden Weichteile.
- Unklarer Thoraxbefund (Diskrepanz von Klinik, Röntgen-, Ultraschallbefund, Lungenfunktion).

Fehlbildungen

Knöcherner Thorax

Der idiopathische flache Thorax ohne Sternumdeformität ist als anatomische Normvariante anzusehen. Das Herz ist diskret nach links verlagert – pathologische Herzgeräusche fehlen.

Trichterbrust (Pectus excavatum)

Diese entsteht durch ein überschießendes Wachstum des Rippenknorpels und eine vordere Zwerchfellfibrose. Sie wird durch das Einziehen des unteren Sternums und der angrenzenden Rippen charakterisiert. In ausgeprägten Fällen kann es zu einer ventrodorsalen Abflachung und Verbreiterung des Thorax und zu einer Kompression des Herzens, der Lunge (Atelektasen), des Diaphragmas und des Ösophagus kommen. Vor der Operation einer schweren Trichterbrustdeformität kann eine HR-CT indiziert sein. Das Verhältnis von Transversaldurchmesser des Thorax zum kleinsten a.-p. Durchmesser des Thorax in der CT kann bei einem Schwellenwert von 3,25 die mittelgradige von der schweren Trichterbrust differenzieren.

Andere kongenitale chondrosternale Deformitäten (Kiel- oder Hühnerbrust [Pectus cavinatum])

Sie werden durch eine ventrale Protrusion des unteren Sternumanteils sowie der Rippenknorpel und durch eine Abflachung des Thorax charakterisiert. Bei diesen Deformitäten sind auch Skoliosen vorhanden. Die Ursache dieser kongenitalen Malformationen ist von Fall zu Fall unterschiedlich, es liegt immer ein komplexeres Problem vor. Diese sekundären Deformitäten sind häufig durch eine kongenitale Hypoplasie und Schwäche in dem ventralen Segment des Diaphragmas bedingt. Die Muskeln in den lateralen und posterioren Segmenten des Diaphragmas sind verdickt und lang. Wie die Trichterbrust kann auch die Kielbrust beim Marfan-Syndrom und anderen Dysmorphiesyndromen gehäuft auftreten. Im Gegensatz zur Kielbrustdeformität sind bei der Thoraxdeformität durch eine Rachitis die kostochondralen Übergänge aufgetrieben und die „weichen" Rippen nach innen gebogen, was zu einer Abflachung des Thorax mit längsorientierten, schräg an den Rippenenden entlangziehenden Einziehungen führt.

■ Poland-Syndrom

Beim Poland-Syndrom (kongenitales Fehlbildungssyndrom mit unilateraler Aplasie des M. pectoralis minor und Hypoplasie des M. pectoralis major) finden sich Defekte der vorderen Rippen auf der gleichen Seite.

■ Sprengel-Deformität

Eine wichtige kongenitale Deszensusanomalie ist die Sprengel-Deformität. Sie besteht aus einem ein- oder beidseiten Schulterhochstand und mitunter

aus einer knöchernen Fixierung des Skapula an die Halswirbelsäule durch eine Anomalie des Os omovertebralis. Dieser Knochen artikuliert lateral mit der mittleren Skapula und medial mit einem oder mehreren Halswirbeln. Manchmal besteht die Verbindung aus fibrösem Material. Die Fehlbildung ist mit einer Skoliose der Brustwirbelsäule, mit einer Klippel-Feil-Deformität (kongenitales Fehlen der Segmentierung der Halswirbelkörper) sowie anderen Wirbelkörperanomalien und in $1/3$ der Fälle mit Nierenfehlbildungen assoziiert.

■ Weitere Rippenfehlbildungen und -defekte

Sie treten bei komplexen Wirbelkörperfehlbildungen der Brustwirbelsäule auf. Nach einer assoziierten Lungenfehlbildung sollte gesucht werden (Abb. 5.**1**). Weiterhin treten Thoraxdeformitäten bei Skelettdysplasien auf (Achondroplasie, Mukopolysaccharidosen, Jeune-Syndrom, Rippen-Polydaktylie-Syndrome, Kniest-Syndrom, Lange-Syndrom).

Kehlkopf und Trachea

Die Wachstumsvorgänge der Trachea während der Embryonalzeit sind sehr kompliziert, so daß es zu zahlreichen angeborenen Fehlbildungen kommen kann. Werden die Aussprossung der Lungenknospen und die Ausbildung des tracheoösophagealen

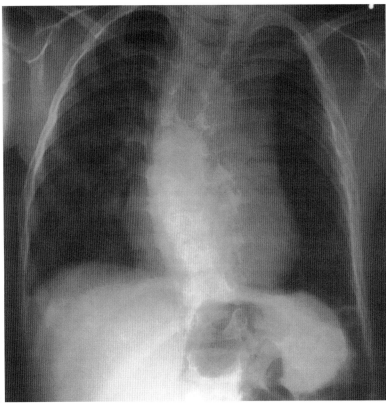

a

Abb. 5.**1a** u. **b** **Thoraxdeformität und Lungenhypoplasie** bei einem 5jährigen Jungen.
a Thoraxaufnahme: Wirbelkörper- und Rippenanomalien, Lungenhypoplasie links.

Abb. 5.**1b** HR-CT: Verlagerung des Mediastinums nach links bei Lungenhypoplasie links, Lungenemphysem links basal, interstitielle Strukturvermehrung im Unterlappen beider Lungen.

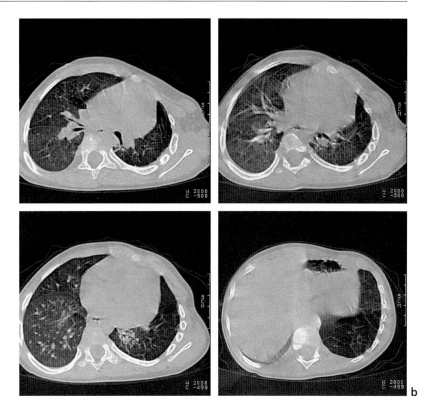

b

Septums gestört, so können Spalten und Fisteln zwischen Trachea und Ösophagus, Verbindungen zu den Gallenwegen, Atresien, Stenosen, Duplikaturen, Zysten und Anomalien der Bronchien entstehen. Durch lokale Anomalien der Bronchialwand kann sich z. B. ein kongenitales lobäres Emphysem entwickeln.

Tracheobronchiale Fehlbildungen sind relativ selten. Bronchusdysplasien, Trachealbronchus und überzähliger Oberlappenbronchus prädisponieren zur persisitierenden Atelektasenbildung. Mit der HR-CT ist nach eigenen Untersuchungen bei Kindern eine exakte Beurteilung der Trachea, der Bronchien und der Lunge möglich, wobei Fisteln vom Ösophagus zur Lunge (Abb. 5.**2**) deutlich besser darstellbar waren, als Fisteln vom Ösophagus zur Trachea. Der Vorteil der HR-CT im Vergleich zur konventionellen Spiral-CT liegt darin, daß sowohl mediastinale Strukturen als auch die Auflösung in der Lungenperipherie bei der HR-CT gleich gut beurteilt werden können. Dieser Vorteil ist insoweit wichtig, als die meisten Kinder mit Fehlbildungen bereits Lungenveränderungen aufgrund rezidivierender Bronchitiden aufweisen.

Nur bei den Gefäßfehlbildungen sollte die HR-CT mit Kontrastmitteln durchgeführt werden (Abb. 5.**3**). Die Fensterweite beträgt dann 400–500 HE, Fenstermitte +85–100 HE. Bei komplizierten Gefäßfehlbildungen wird der Operateur eine zusätzliche Angiographie wünschen.

Die Darstellung der Trachea kann in der sekundären 3dimensionalen Rekonstruktion erfolgen. Der 3dimensionalen sekundären Rekonstruktion ist der Vorzug zu geben vor der koronaren Darstellung der Trachea beim sitzenden Kind durch die CT, weil die koronare Darstellung eine höhere Strahlenbelastung bedeutet. Bei der Längsschnittführung durch die Trachea geht der Röntgenstrahl fast immer bis in die Nierenregion.

Bronchien und Lunge

Die fetale Lungenentwicklung kann durch Fehlbildungen anderer Organe behindert werden (Zwerchfellaplasie, Zwerchfellhypoplasie, Phrenikusaplasie, Nierenagenesie und -dysplasie), und es kann sich eine Lungenhypoplasie entwickeln (knöcherne Fehlbildung: Thoraxasymmetrie). Die wichtigsten Hemmungsmißbildungen der Lunge sind:

■ Hypoplasie (Abb. 5.1)

Bei der pulmonalen Hypoplasie ist normalerweise die rechte Lunge betroffen. In Ausnahmefällen kann sie jedoch auch bilateral vorkommen. Ihr Ausprägungsgrad ist vom Ausmaß der intrauterinen Kompression abhängig. Bei den Hypoplasien

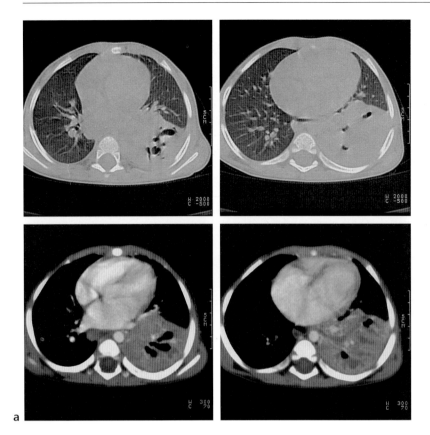

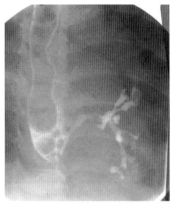

Abb. 5.**2a** u. **b   Chronische Bronchitis** (2jähriger Junge) seit Geburt. In der Thoraxaufnahme unklare Unterlappenverschattung links.
a HR-CT: Verbreiterung des hinteren Mediastinums, ringförmige Anreicherung um den Ösophagus, inhomogen anreichernde Verdichtung im hinteren Mediastinum bis in den Bereich des linken Lungenunterlappens, Infiltrat und Abszedierung des linken Lungenunterlappens mit sackförmiger Ausweitung der Bronchien; Fistelverdacht: Verbindung Ösophagus zum Unterlappen.
b Fistelsuche im Ösophagogramm mit Darstellung einer Fistel vom Ösophagus zum linken Lungenunterlappen.

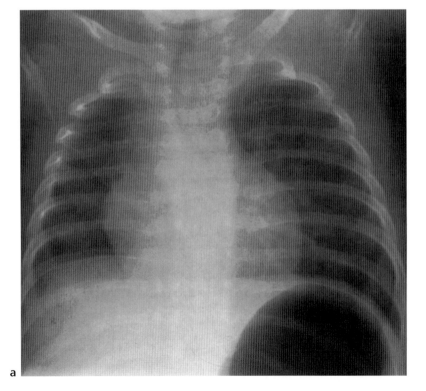

Abb. 5.**3a – d   Trachealstenose, Stenose des linken Hauptbronchus und Pulmonalisschlinge** eines 3 Monate alten Säuglings.
a Thoraxaufnahme: seitenunterschiedliche Strahlentransparenz der Lungen.

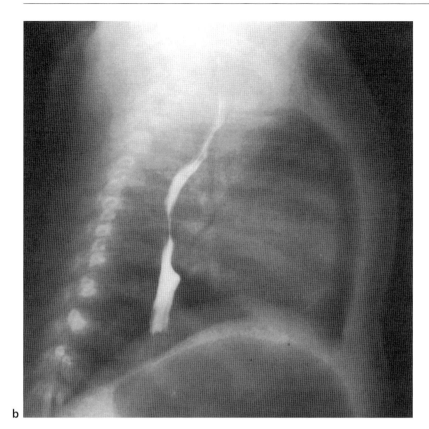

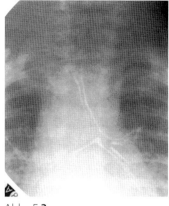

b

c

Abb. 5.**3**
b Ösophaguspassage: Verlagerung des Ösophagus und Einengung der Trachea in Höhe der Pulmonalis.
c Bronchographie: Stenose der distalen Trachea.
d HR-CT: Pulmonalisschlinge, Einengung der Trachea und des linken Hauptbronchus sowie linksseitige Minderbelüftung der Lunge.

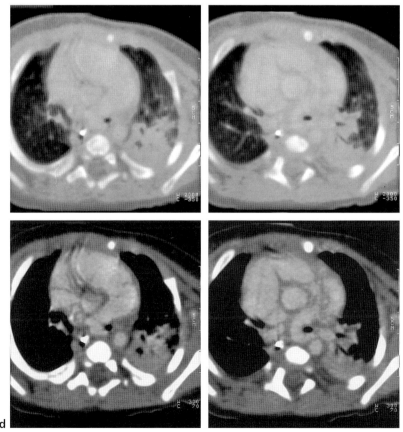

d

fehlt ein Lungenlappen (häufig der rechte Oberlappen). Der Bronchus ist angelegt, entwickelt sich aber nicht zu normaler Größe infolge einer Entwicklungshemmung der Alveolen. Die Lunge ist klein, die normale Anatomie verloren.

Es gibt zahlreiche Lungenlappenanomalien, die zum Teil keine pathologischen Veränderungen des distal davon liegenden Bronchialbaums aufweisen. So können beim Situs inversus sogar die Lappenspalten spiegelbildlich angelegt sein, wie beim Kartagener-Syndrom (Abb. 5.**4**).

In den Thoraxaufnahmen wird bei der Lungenhypoplasie mitunter ein retrosternales dichtes Band gesehen. In der CT ist dieses durch einen kurzen a.-p. Durchmesser der hypoplastischen Lunge und der Mediastinalverlagerung zum kranken Hemithorax bedingt. Desweiteren besteht häufig eine Anomalie der Arterien und Venen. Der Pulmonalarterienast kann auf der betroffenen Seite hypoplastisch sein oder ganz fehlen. Fehlt er, nimmt die Lunge nicht am Gasaustausch teil, da sie nur von den Gefäßen des großen Kreislaufs versorgt wird. Differentialdiagnostisch ist ein akzessorisches Diaphragma zu bedenken.

■ Weitere Anomalien

Kartagener-Syndrom (Abb. 5.4)

- *Symtomtrias:*
  - – Situs inversus,
  - – Sinusitis,
  - – Bronchiektasen (s. primäre ziliare Dyskinesie).
- *HR-CT:*
  - – Situs inversus,
  - – Bronchiektasen.

Isomerismus

Beim Isomerismus der Lungen bestehen beidseitig entweder 2 oder 3 Lappen. Dann kann auch eine Kombination mit Anomalien der Milz (Asplenie oder Polysplenie) und einer Lungenvenenfehleinmündung auftreten.

Hufeisenlunge

Bei der „Hufeisenlunge" liegt eine partielle Verschmelzung der Lungen hinter dem Perikard vor. Es liegen getrennte Bronchien vor, eine Lunge ist jedoch kleiner.

Bronchialatresie (s. Seite 88)

Die Bronchialatresie verursacht ein Lungenemphysem. Der linke Oberlappen ist am häufigsten betroffen. Die Luft muß in den Lappen über Kollateralen eindringen, da ein Segment zwischen dem Hauptbronchus und den peripheren Bronchien

fehlt. Häufiger als beim kongenitalen lobären Emphysem findet sich fetale Lungenflüssigkeit am ersten Lebenstag in den betroffenen Lungenlappen. Später entwickelt sich aus diesem Areal ein umschriebenes Emphysem. Manchmal liegt ein Rundherd hilusnah in den betroffenen Lappen vor. Er entspricht muкösem Schleim in dem erweiterten Bronchus des atretischen Segments. Differentialdiagnostisch muß das kongenitale lobäre Emphysem abgegrenzt werden, die Therapie ist bei beiden Erkrankungen gleich.

■ Angeborene Lungenzysten

Bronchogene Zysten

Diese Zysten entstehen durch eine pathologische Ausknospung und Aufteilung des Bronchialbaums.

Die mediastinalen bronchogenen Zysten liegen im paratrachealen und paraösophagealen Raum, um die Karina und im Hilus. Sie sind solitär, können aber auch gekammert sein. Im Gegensatz zu den pulmonalen Zysten besteht selten eine Verbindung zum Tracheobronchialbaum. Deshalb enthalten die Zysten keine Luft, der Proteingehalt kann erhöht sein. Bronchogene Zysten sind mit zylindrischem oder kubischem Flimmerepithel ausgekleidet. Sie werden erst ab einer bestimmten Größe klinisch symptomatisch. Wenn eine Kommunikation zum Trachealbaum besteht, können sie sehr schnell raumfordernd werden. Bronchogene Zysten müssen von den erworbenen Bronchiektasen unterschieden werden. Letztere nehmen an Größe zur Peripherie hin zu. Je nach Lage kann mit der Sonographie die liquide Zyste besser dargestellt werden als in der CT, weil die hohe Dichte der Zysten mitunter auf einen Weichteiltumor schließen lassen.

Pulmonale Zysten

Dies sind solitäre, rundliche bis ovale Zysten, meist im Mittelfeld lokalisiert und hauptsächlich in den Oberlappen vorhanden. Ist beim Neugeborenen eine Verbindung zwischen Zyste und Bronchialbaum vorhanden, kann es zu einem Ventilmechanismus mit rascher Größenzunahme der Zyste und zu einem Herz-Kreislauf-Versagen kommen.

Alveoläre Zysten

Diese Zysten sind solitär oder multipel auftretende Hohlräume, die mit abgeflachtem Plattenepithel ausgekleidet sind und mit dem Bronchus in der Regel Verbindung haben.

Pneumatozelen

Pneumatozelen sind Pseudozysten, die vor allem nach eitrigen Pneumonien entstehen (z.B. Staphy-

Abb. 5.**4a** u. **b** **Primäre ziliare Dyskinesie und Kartagener-Syndrom** bei einer 16jährigen Patientin.
a Thoraxaufnahme: Situs inversus, Mittellappen verschattet.
b HR-CT: Links liegender Mittellappen mit Atelektase und Bronchiektasen, peribronchiale Wandverdickungen sowie kleine Bronchiektasen im linken Unterlappen.

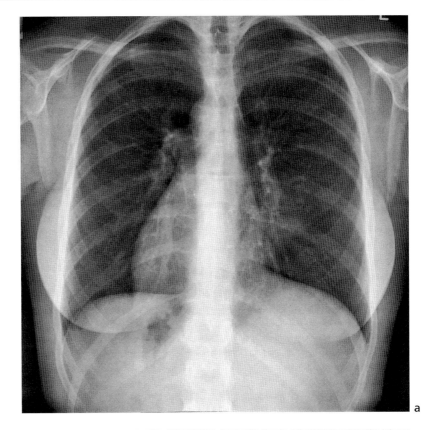

a

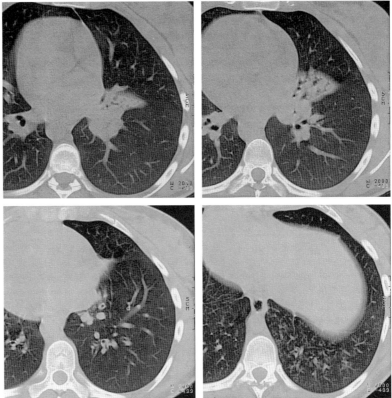

b

lokokkenpneumonie). Bei ihnen kommt es infolge eines Ventilmechanismus zur Aufblähung des mit Epithel ausgekleideten Hohlraums.

Lungensequester (Scimitarsyndrom s. S. 105)

Hierbei handelt es sich um fehlgebildete rudimentäre, bronchopulmonale Gewebe, die von der normalen Lunge getrennt sind, keine Verbindung zum Trachealbaum aufweisen und über eine Arterie des großen Kreislaufs (meist thorakale oder abdominelle Aorta, selten Interkostalarterien oder Truncus brachiocephalicus) versorgt werden. Das zystische, nicht funktionsfähige Lungengewebe liegt normalerweise an der posterioren Lungenbasis, häufiger linksseitig (intralobäre Sequestration 60%, extralobäre Sequestration 80–90%). Die intralobäre Lungensequestration manifestiert sich selten im Neugeborenenalter, weil sie nur selten Ursache für eine Atemnot ist. Die Diagnose wird über den pränatalen Ultraschall praktisch nicht gestellt.

- *Intralobäre Sequestration:* Funktionsloses Lungengewebe innerhalb der viszeralen Pleura eines Lungenlappens.
  Bei intralobärer Lage ist die venöse Drainage meist zu den Pulmonalvenen. Assoziierte Anomalien sind selten. Die arterielle Versorgung erfolgt aus der Aorta, meist durch ein kräftiges Gefäß.
- *Extralobäre Sequestration:* Zusätzliches, funktionsloses Lungengewebe in Form eines überzähligen Lungenlappens oder -segments, außerhalb der viszeralen Pleura gelegen, steht mit dem Zwerchfell in enger anatomischer Beziehung. Die Blutversorgung erfolgt aus dem großen Kreislauf oder den Lungenarterien, meist über ein kaliberschwaches Gefäß. Die Abgabe des venösen Bluts erfolgt über die V. azygos, die V. hemiazygos oder die Portalvenen. Assoziierte Fehlbildungen sind normalerweise vorhanden.

Ein Lungensequester ist solide oder flüssigkeitsgefüllt; Luft kann vorhanden sein, wenn eine Infektion zur Kommunikation des Sequesters mit den Luftwegen der umgebenden Lunge geführt hat. Mit der CT wird die Gefäßversorgung dargestellt. Dabei muß jeder zuführende Ast der Aorta dargestellt werden, unter Umständen muß eine abdominelle Aortographie zusätzlich durchgeführt werden.

■ Zystisch-adenomatöse Lungenmalformation

Die zystisch-adenomatöse Fehlbildung der Lunge ist durch eine Anomalie der fetalen Entwicklung des Respirationssystems charakterisiert. Das führt zu einer adenomatösen Proliferation. Ein Lungenlappen oder ein Teil einer Lunge besteht aus derbem, druckkonsistentem Gewebe mit überblähten

Bezirken (air trapping) und flüssigkeitsgefüllten Zysten. Die Zysten können groß oder klein sein. Es werden nach klinischen und histologischen Kriterien 3 Subtypen unterschieden:

- Typ I: große Zysten, oft solitär,
- Typ II: multiple Zysten, kleiner als bei Typ I,
- Typ III: solides adenomatöses Gewebe.

Die Verdachtsdiagnose kann bereits intrauterin sonographisch erfolgen. Intrauterine Befunde können von reinen Zysten bis zu einem soliden Tumor reichen. Der Befund ist häufig mit einem Hydramnion und einer fetalen Lungenhypoplasie assoziiert. Nach der Geburt gelangt über kollaterale Wege Luft in die zystischen Räume. Die Flüssigkeit kann über die gleichen kollateralen Wege die Zysten verlassen. Anomalien der Fissuren sind häufig vorhanden, diese erlauben die Entwicklung der Kollateralen.

Beim Neugeborenen kann es schnell zu einer zunehmenden Mediastinalverlagerung und Verdrängung der Trachea mit erheblicher Atemnot kommen. Radiologisch sieht man in einer Lunge normalerweise eine große zystische Raumforderung, die das Herz und das Mediastinum zur Gegenseite verdrängt. Durch eine Drainage der Zystenflüssigkeit werden die Zysten transluzent. Da die Zysten nach der Geburt sekundär infizieren können, muß mitunter die Differentialdiagnose einer Staphylokokkenpneumonie mit Pneumatozelen erwogen werden.

Die Differentialdiagnose zwischen zystisch-adenomatöser Malformation der Lunge und dem kongenitalen lobären Emphysem kann sowohl in der Röntgenaufnahme des Thorax als auch in der HR-CT schwierig sein. Es hilft ein einseitiger Beatmungsversuch: Bei der zystisch-adenomatösen Malformation besteht eine Verbindung zum Bronchialsystem, und die beatmete Lunge dehnt sich bei Inspiration aus und schrumpft bei Exspiration. Da eine arterielle Blutzufuhr von der Aorta bei der zystisch-adenomatösen Malformation möglich ist, muß auch ein Lungensequester erwogen werden. Die kongenitale diaphragmale Hernie kann in der CT durch Markierung des Darms mit oralem Kontrastmittel abgegrenzt werden.

Die Differentialdiagnose beinhaltet das kongenitale lobäre Emphysem, die kongenitale Zwerchfellhernie, den extralobären pulmonalen Sequester und das zystische intrapulmonale Lymphangiom.

■ Kongenitales lobäres Emphysem

Das angeborene lobäre Emphysem (Abb. 5.5) ist meistens durch eine segmentale Bronchusdysplasie oder -stenose bedingt und betrifft normalerweise 1 oder 2 Lungenlappen und nicht die ganze Lunge. Es wird in den ersten Lebenswochen symptomatisch, tritt spätestens bis zum 6. Lebensmonat auf; selten unmittelbar nach der Geburt. Die

Abb. 5.**5a** u. **b** **Kongenitales lobäres Emphysem** (im Rahmen einer Adenovirusinfektion respiratorische Insuffizienz) bei einem 5 Monate alten beatmungspflichtigen Mädchen.
a Thoraxaufnahme: Überblähung der rechten Lunge und minderbelüftete Bezirke apikal.
b HR-CT: Restpneumothorax nach Anlage einer Thoraxdrainage (Fehlbefund), Lungenparenchym des Mittellappens destruiert und ersetzt durch unregelmäßig begrenzte, stark luftgefüllte Räume, Oberlappenatelektase, Mediastinalverlagerung nach links und Minderbelüftung der linken Lunge.

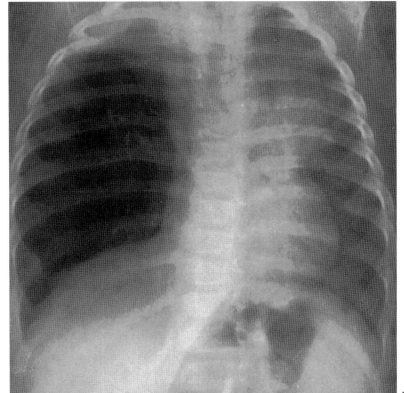

a

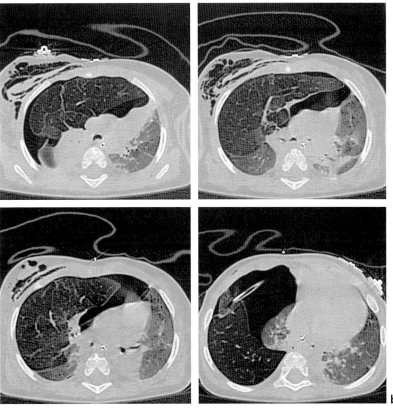

b

Kinder dekompensieren häufig im Rahmen eines Luftweginfekts mit Dyspnoe und Zyanose. Durch einen Ventilmechanismus kommt es zur Überblähung eines oder mehrer Lappen (meist Oberlappen, besonders linksseitig, gefolgt vom Mittellappen), die ipsilateralen Lungenlappen werden komprimiert bis zu Atelektasen und das Mediastinum wird verlagert. Es fehlt der für reine Atelektasen übliche Zwerchfellhochstand, stattdessen steht das Zwerchfell tief und ist abgeflacht. Der befallene Lungenlappen ist destruiert und kaum durchblutet. Das Lungenparenchym ist durch unregelmäßig begrenzte luftgefüllte Räume ersetzt.

- *Pathogenese:*
  - Typ 1: Knorpelfehlbildung, wobei die Knorpelringe in den Bronchien fehlen oder nicht vollständig ausgebildet sind,
  - Typ 2: mechanische Obstruktion durch Gewebe (Schleimhautfalte, Faserzug, Tumor), aberrierende Arterie oder zähen Schleimpfropfen,
  - Typ 3 (häufigste Form): lokal keine pathologischen Veränderungen, nur Überblähung des Lungenlappens.

Differentialdiagnostisch ist das kongenitale lobäre Emphysem von der zystisch-adenomatösen Lungenfehlbildung, vom Pneumothorax, einer Zwerchfellhernie, Spannungszysten und Fremdkörperaspiration abzugrenzen. Die CT sollte auch eine Anomalie der Pulmonalarterie und eine mediastinale Raumforderung, z. B. bronchogene Zyste, ausschließen.

■ Gefäßfehlbildungen

Das kongenitale Fehlen einer Pulmonalarterie, die Gefäßfehlbildung der Pulmonalarterie (pulmonary sling) (Abb. 5.3) oder die Kompression der Pulmonalarterie führt zu einer Kaliberabnahme der ipsilateralen Gefäße und zu einer vermehrten Lungentransparenz. Das Mediastinum ist normalerweise mittelständig. Die HR-CT kann bei dieser einseitigen Lungentransparenz die Gefäßanatomie, eine Lungenhypoplasie, die Lungendurchblutung und -minderbelüftung darstellen, sowie die differentialdiagnostisch zu bedenkenden Erkrankungen, wie bullöses Emphysem und das Swyer-James-Syndrom, abklären.

Erkrankungen der Luftwege

Chronische Bronchitis

Die Diagnose der chronischen Bronchitis (s. Seite 89) ergibt sich aus der Anamnese: ein therapieresistenter Husten von 3 Monaten.

Bei der chronischen Bronchitis besteht eine Hyperplasie und Hypertrophie der schleimsezernierenden Drüsen in der Submukosa der großen, knorpeltragenden Bronchien. Desweiteren besteht eine Hyperplasie der intraepithelialen Becherzellen, vor allem an den Bronchiolen, die keine submukösen Drüsen aufweisen. Es besteht eine Denudierung von Schleimhaut und Epithelbezirken, an denen eine Plattenepithelmetaplasie zu erkennen ist. Das Bronchiallumen kann durch intraluminale Schleimpfropfen, ödematöse Schleimhautschwellung, Hypertrophie der glatten Muskulatur, entzündliche Veränderungen der Bronchiolenwand und peribronchioläre Fibrose verengt sein.

Die chronisch entzündlichen Veränderungen der Bronchien werden mit der HR-CT hochspezifisch dargestellt, vor allem die destruierenden Prozesse mit lokaler Erweiterung des Luftraums. Trockene und feuchte Bronchiektasen können auch beim Kind in Größe und Form exakt nach befallenen Lungenlappen besser als mit der Bronchographie lokalisiert werden. Wichtig ist beim Kind die für die Therapie relevante Frage nach lokalisierter oder generalisierter Erkrankung. Bei generalisierten Lungenveränderungen muß beim Kind an

Systemerkrankungen wie zystische Fibrose, primäre ziliäre Dyskinesie, Immundefekte u. ä. gedacht und eine weitere Abklärung veranlaßt werden. Nur so kann eine frühzeitige Therapie eingeleitet und einer ausgeprägten Lungenschädigung vorgebeugt werden. Bei Kindern mit chronischer Bronchitis war in den eigenen Untersuchungen häufig ein feines interstitielles oder alveoläres Infiltrat (Abb. 5.6), zum Teil eine milchglasartige Eintrübung der Lunge, in der HR-CT vorhanden, die auf der Thoraxaufnahme nicht zu erkennen waren. Nach Antibiotikatherapie können sich diese Infiltrate zurückbilden, es sei denn, sie sind Ausdruck einer chronischen Schädigung.

Aufgrund eigener Untersuchungen sollte bei Kindern mit einer schweren chronischen Bronchitis auch bei normaler Lungenfunktion und mit nur diskreten oder keinen Veränderungen auf der Thoraxaufnahme und in der Bronchoskopie eine HR-CT folgen, da die HR-CT ein wichtiger diagnostischer Bestandteil bei der Abklärung dieser Erkrankung ist.

Abb. 5.**6a** u. **b   Chronisch rezidivierende Bronchopneumonien und gastroösophagealer Reflux** bei einem 9jährigen Jungen.
a Thoraxaufnahme: pH-Metre-Sonde, kein sicheres Lungeninfiltrat.
b HR-CT: Alveoläres Infiltrat im retrokardialen Segment rechts.

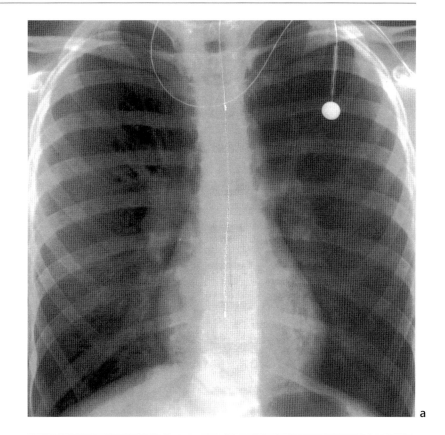

a

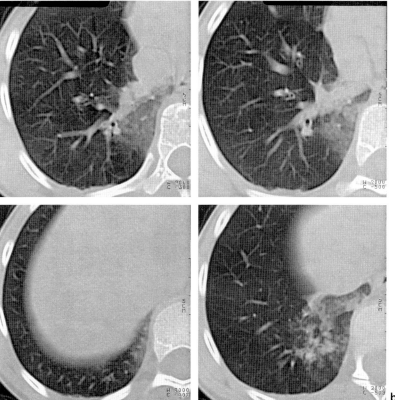

b

Zystische Fibrose (Abb. 5.7)

Die zystische Fibrose oder *Mukoviszidose* (Abb. 5.7) ist die häufigste Erbkrankheit. Diese restriktiv-obstruktive Pneumopathie wird autosomal rezessiv vererbt, die Erkrankungshäufigkeit beträgt 1:1000 bis 1:5000 Kinder. Die Sekretion der exokrinen Drüsen ist pathologisch, was zu einer multiplen Organerkrankung führt. Bei den männlichen Patienten besteht Sterilität. In den ersten Lebensmonaten fallen die Kinder u. a. mit rezidivierenden Atemwegsinfektionen auf, die stets mit überblähten Lungenbezirken einhergehen. Der generell schwere Schleim kann nur mühsam abgehustet werden und kann Nährboden für viele Erreger sein. Nach wiederholter Infektion kommt es zur Schleimdrüsenhypertrophie und zahlenmäßiger Vermehrung der Becherzellen, den typischen Zeichen der chronischen Bronchitis. Durch weitere Infektionen entstehen irreversible morphologische Lungenparenchymschäden. Die Bronchienobstruktion mit Schleim und Eiter bedingt bronchitische Wandinfiltrate, Bronchiektasen und ein Emphysem in allen Lungenlappen. Da Bronchus und Pulmonalarterie in der gleichen Bindegewebsscheide verlaufen, bleibt auch bei erheblicher Erweiterung der Bronchien die direkte anatomische Beziehung erhalten (Siegelringzeichen). Während des weiteren Krankheitsverlaufs kann der Pleuraspalt obliterieren, entzündliche Pleurareaktionen und Pneumothoraces treten auf. Komplikationen sind Hämoptysen und Infektionen mit Pseudomonas, atypischen Keimen und Pilzen, vor allem Aspergillosen. Das Schicksal der Patienten wird vom Ausmaß der Lungenveränderungen bestimmt. Eine regelmäßige Betreuung und frühzeitige Therapie (ausgeprägte physikalische Therapie und frühzeitige Antibiose) bei Luftwegsinfekten ist erforderlich. Diese Behandlung wird normalerweise mit einer Thoraxaufnahme kontrolliert. Bei therapieresistentem Fieber und ausbleibendem Rückgang der Lungenveränderungen sollte aufgrund der Möglichkeit einer invasiven Aspergillose eine HR-CT durchgeführt werden. Eine weitere Indikation zur HR-CT besteht vor Lungentransplantationen. Zur Auswertung der HR-CT empfiehlt sich die Klassifikation nach Bhalla:

- Bronchusweite, Bronchusdicke = oder diskret > als der Durchmesser des begleitenden Pulmonalgefäßes,
- Bronchusweite, Bronchusdicke = oder diskret > als 2mal der Durchmesser des begleitenden Pulmonalgefäßes,
- Bronchusweite, Bronchusdicke > als 2mal der Durchmesser des begleitenden Pulmonalgefäßes.

Für den Chirurgen ist das Ausmaß der Pleuraschwarten wichtig. Der Schichtabstand kann je nach Fragestellung bei diesen Patienten, die bereits durch die häufigen Thoraxkontrolluntersuchungen einer erhöhten Strahlenbelastung ausgesetzt sind, bei 1,5 cm und evtl. 2 cm liegen. Die für die Therapie relevanten Fragen können auch so beantwortet werden. So ist es z. B. für die Therapie irrelevant, ob bei den Bronchiektasen nur die Hälse oder auch die Säcke der Bronchiektasen mit ihrer größten Ausdehnung dargestellt werden.

Die pathologischen Befunde in der HR-CT sind ausgeprägter als bei der primären ziliaren Dyskinesie, den Immundefekten und beim gastroösophagealen Reflux bei Kindern gleichen Alters.

- *HR-CT:*
  - in der Regel sind alle Lungenlappen betroffen,
  - in der Regel alle 3 Formen der Bronchiektasen (feucht, trocken, Siegelring),
  - in der Regel Schleimpfropfe vorhanden,
  - Bronchiektasen > 3mal der Gefäßdurchmesser des begleitenden Gefäßes,
  - Wanddurchmesser > 2mal der Gefäßdurchmesser des begleitenden Gefäßes,
  - Pleuraverdickung häufig,
  - begleitende Entzündung häufig,
  - Emphysem mit dem Alter zunehmend vorhanden.

Primäre ziliare Dyskinesie oder immobiles Ziliensyndrom (Abb. 5.4 u. 5.8)

Die primäre ziliare Dyskinesie ist eine chronische Infektion des Respirationstrakts. Es besteht eine langsame mukoziliare Clearance. Bei der Hälfte der männlichen Patienten ist eine Sterilität vorhanden. Die Ursache ist eine Abnormalität der Zilienstruktur und -funktion sowohl im Respirationstrakt als auch der Spermatozoen. Bei 50% der Patienten besteht ein Situs inversus (Kartagener-Syndrom). Es wird diskutiert, ob der abnorme Zilienschlag zur Situsanomalie prädisponiert.

Bei eigenen CT-Untersuchungen hatten die meisten Kinder bronchitische Zeichen (Wandverdickung) und Bronchiektasen. Die Hälfte der Patienten wies lobäre Infiltrate auf. Bei den Lungenveränderungen waren vor allem der Mittellappen und die Unterlappen betroffen. Die Befunde bei der primären ziliaren Dyskinesie sind ausgeprägter als beim gastroösophagealen Reflux und weniger stark ausgeprägt als bei den Immundefekten.

Abb. 5.**7a** u. **b** **Zystische Fibrose** einer 12jährigen Patientin.
a Thoraxaufnahme: Ausgedehnte interstitielle Strukturverdichtungen und Bronchiektasen.
b HR-CT: Interstitielle peribronchiale Infiltrate, Lungendestruktion und Erweiterung der Lufträume, Pulmonalarterie und erweiterte Bronchien in gleicher Bindegewebsscheide verlaufend und damit in direkter anatomischer Beziehung, Siegelringbronchiektasen, trockene und feuchte Bronchiektasen.

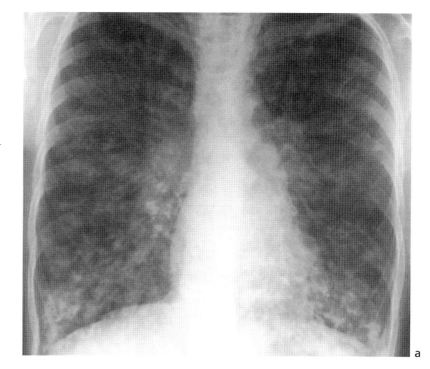

a

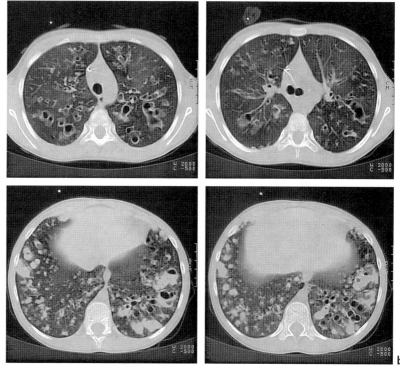

b

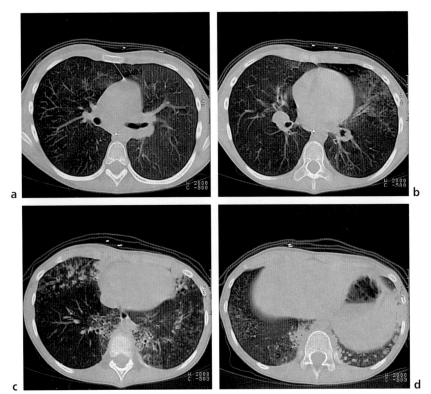

Abb. 5.**8a – d Primäre ziliare Dyskinesie** bei einem 10jährigen Mädchen.
HR-CT: Bronchiektasen in allen Lungenlappen, Infiltrate im Mittellappen und beiden Unterlappen.

Pulmonale Erkrankungen durch Aspiration von Fremdkörpern und Flüssigkeiten

▪ Flüssigkeiten

Chronische Bronchitis und Bronchiektasen beim gastroösophagealen Reflux
(Abb. 5.**6**, 5.**9**, 5.**10** u. 5.**11**)

Nach eigenen CT-Untersuchungen hat ca. die Hälfte der Patienten bei langjährigem, ausgepräg-tem ösophagealem Reflux Bronchiektasen mittleren Ausmaßes, bronchitische Veränderungen mit oder ohne Lungeninfiltrate. Ein Emphysem ist im Gegensatz zur zystischen Fibrose oder dem Asthma bronchiale selten. Ein oder mehrere Lungenlappen weisen pathologische Veränderungen auf. Unter adäquater chirurgischer Therapie (Antirefluxplastik) bilden sich die Lungenveränderungen partiell zurück. Die bronchitischen Wandverdickungen nehmen ab, entzündliche alveoläre Infiltrate heilen aus, nur die Bronchiektasen können sich nicht mehr zurückbilden (Beobachtungszeitraum: 2 Jahre).

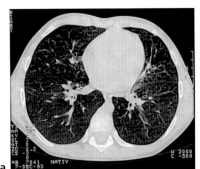
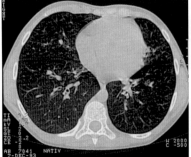
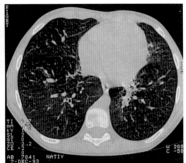

Abb. 5.**9a – c Chronisch rezidivierende Bronchitiden und gastroösophagealer Reflux** bei einem 10jährigen Mädchen.

HR-CT: Feine Bronchiektasen im Mittellappen und in beiden Unterlappen, peribronchiale und alveoläre Infiltrate, narbige Veränderungen im linken Oberlappen.

Abb. 5.**10a** u. **b**   **Chronisch rezidivierende Bronchitiden und gastroösophagealer Reflux.**
a Thoraxaufnahme: Mit interstitiellem und alveolärem Infiltrat.
b HR-CT: Interstitielles und alveoläres Infiltrat, Bronchiektasen.

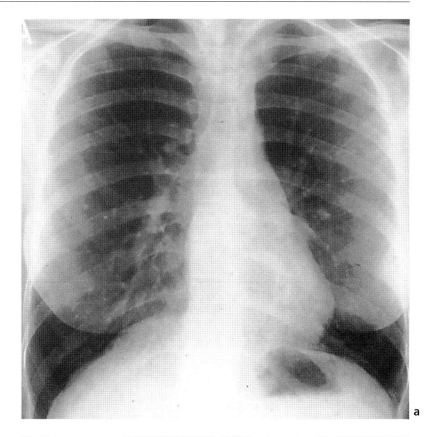

a

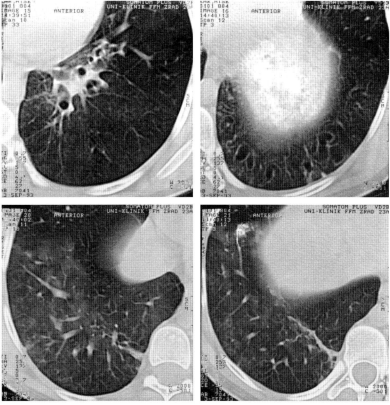

b

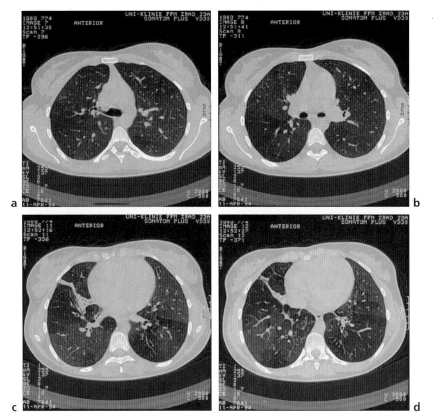

Abb. 5.**11a – d   Chronisch rezidivierende Bronchitiden und gastroösophagealer Reflux** bei einer 16jährigen Patientin. HR-CT: Atelektatisch-narbige Schrumpfung des Mittellappens, peribronchiale Infiltrate, milchglasartige Eintrübungen, peripheres Emphysem, feine Bronchiektasen.

◼ **Fremdkörper** (Abb. 5.12)

Die radiologische Diagnose eines aspirierten Fremdkörpers wird mit einer Thoraxaufnahme in In- und Exspiration, beim nichtkooperativen Kind evtl. unter Durchleuchtung, gestellt. Nach bronchoskopischer Entfernung des Fremdkörpers kann die Kontrollaufnahme, vor allem nach stattgefundener Erdnußaspiration und nach verzögerter Entfernung der Erdnuß(-bestandteile), noch Verschattungen der Lunge aufweisen. In diesen Fällen kann vor erneuter Bronchoskopie eine HR-CT zur Ursachenfeststellung durchgeführt werden. Atelektasen durch kurzzeitig eingetretenen Bronchusverschluß können von länger bestehenden Atelektasen mit bereits ausgebildeten Bronchiektasen und von zusätzlich vorhandenen Infiltraten abgegrenzt werden.

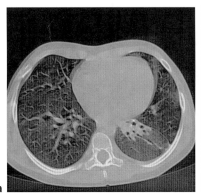
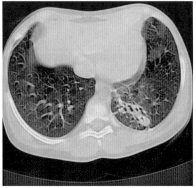

Abb. 5.**12a u. b   Fremdkörperaspiration.** 5jähriges Kind, bei dem Erdnußbestandteile erst nach 14 Tagen aus dem linken Unterlappen bronchoskopisch entfernt wurden, Zustand nach Bronchoskopie. HR-CT: Trotz Atemartefakte sind die Unterlappensegmentatelektasen beurteilbar.

Hyaline Membrankrankheit (idiopathisches Atemnotsyndrom, respiratory distress syndrome [RDS])

Die Lunge des Neugeborenen ist belüftet, bedingt durch die physiologische Unreife der Alveolen kann Surfactant jedoch nicht in ausreichender Menge gespeichert bzw. produziert werden. Diskutiert wird auch, ob die Bildung der hyalinen Membran Folge einer primären Minderdurchblutung der Lungen aufgrund einer Asphyxie ist. Besonders betroffen sind Frühgeborene, wobei die Häufigkeit mit dem Grad der Unreife zunimmt. Makroskopisch ähnelt die Lunge dem Lebergewebe, mikroskopisch erscheint sie durch zum größten Teil nicht entfaltete Alveolen kompakt. Dazwischen finden sich überdehnte Alveolen, Bronchioli respiratorii, Ductuli alveolares und wenige belüftete Alveolen, die teilweise mit Fibrin und Zelldendritus enthaltendem „hyalinem" Material ausgekleidet sind. Die Kapillargefäße sind gestaut, in manchen Fällen besteht ein Lungenödem und die Lymphgefäße sind dilatiert. Die radiologische Diagnostik wird mittels Thoraxröntgenaufnahme gestellt. Der Ultraschall kann ebenfalls zur Differenzierung der 4 Stadien des RDS beitragen. Zu den Lungenveränderungen gehören aufgrund multipler Mikroatelektasen bereits innerhalb von Minuten nach der Geburt auftretende, feine retikulogranuläre Verdichtungen, zum Teil rechtsseitig und in den Unterlappen stärker ausgeprägt. Die kleinfleckigen, diffusen Verdichtungen scheinen zentral dichter zu stehen, dadurch hebt sich der mit Luft gefüllte Tracheobronchialbaum reliefartig gegen die verschattete Lungenwurzel ab. Je nach Einatmungsphase bei Exposition der Aufnahme kann ein unterschiedlicher Lungenbefund vorliegen. Bei tiefer Inspiration kann die Lunge annähern normal belüftet wirken mit minimalen Parenchymveränderungen. Bei Exspiration kann eine „weiße Lunge" vorliegen. Im weiteren Verlauf kann es zu einem interstitiellen Emphysem, Pneumothorax und Pneumomediastinum kommen. Überleben die Kinder die erste Woche, kommen sie häufig nicht ohne Respirator- und Sauerstofftherapie aus. Es kann sich nach 3 Wochen eine *bronchopulmonale Dysplasie* entwickeln. Nach der akuten Phase sind die typischen Zeichen Bullae, Lymphangioektasien, Air trapping, interstitielles Emphysem, Atelektasen und Fibrose. Die bronchopulmonale Dysplasie verläuft unter Umständen über Monate bis Jahre zum Teil mit rezidivierenden Atemwegsinfektionen und Lungenfibrose. Sie können sich auch vollständig zurückbilden. Gefährdet sind die Kinder durch interkurrente Erkrankungen und Komplikationen. 20–30% der Säuglinge sterben auch heute noch.

Nur in seltenen Fällen kann bei diesem Krankheitsbild eine HR-CT erforderlich sein.

Entzündungen

Die Pneumonie im Kindesalter unterscheidet sich von der eines Erwachsenen aus anatomischen Gründen (s. Kap. 2). Durch die engeren peripheren Luftwege und die höhere Anzahl schleimproduzierender Drüsen kommt es schnell zu einem Kollaps der peripheren Luftwege mit unregelmäßig belüfteten Lungenarealen und einer Verdickung der Bronchialwände.

- *Erste Lebenstage:* Eine Pneumonie in den ersten Lebenstagen entsteht fast ausschließlich durch die Aspiration entweder von Mekonium oder von Fruchtwasser.
- *Erster Lebensmonat:* Hier sind Pneumonien weit häufiger bakteriell (Escherichia coli, Klebsiellen oder Streptokokken der Gruppe B) bedingt als viral. Die fokalen oder bilateralen fleckigen Lungeninfiltrate dieser Pneumonien lassen nicht eindeutig auf den zugrundeliegenden Erreger schließen.
- *Alter von 1 Monat:* Es tritt meistens die Chlamydienpneumonie mit symmetrischen, flauen perihilären Infiltraten auf.
  Die Pneumonie im Kleinkindalter ist vorwiegend eine Viruspneumonie, bakterielle Infektionen sind selten (ca. 5%). Selbstverständlich können auch alle viralen Pneumonien der Kinder in bakterielle Pneumonien übergehen, vor allem bei Kindern mit einer Immunschwäche und Resistenzminderung. Die bakterielle Superinfektion wird normalerweise durch Haemophilus influenzae, Pneumokokken und Streptokokken erzeugt. Charakteristische Röntgenzeichen der Viruspneumonie sind Hilus-Lymphknoten-Schwellungen mit perihilären interstitiellen Strukturverdichtungen. Bei den bakteriellen Pneumonien wird eher ein alveoläres Lappeninfiltrat gesehen.
- *Kindesalter:* Hier ist das RS-Virus (Respiratory-syncytial-Virus) für 20–30% aller Pneumonien verantwortlich, auch für die Bronchiolitis. Die Bronchiolitis tritt aufgrund des Durchmessers der kleinen Luftwege bei Kindern nur bis zum 2. Lebensjahr auf und ist durch eine Überblähung der Lungenperipherie abwechselnd mit Dystelektasen, Atelektasen und interstitiellen Infiltraten gekennzeichnet. Etwa 20% der Pneumonien im Kindesalter werden durch Adenoviren hervorgerufen. Sie können die Ursache für Pneumoniefolgen, wie Bronchiektasen, Swyer-James-Syndrom und Bronchiolitis obliterans, sein. Differentialdiagnostisch muß bei den Pneumonien im Kleinkindalter und im Kindesalter auch immer an einen aspirierten Fremdkörper

gedacht werden. Im Zweifelsfall kann die Aufnahme in In- und Exspiration bzw. die Thoraxdurchleuchtung mit der Darstellung des Ventilmechanismus die Ursache klären. Bei unklarem Befund und beim nachgewiesenen Ventilmechanismus ist jedoch immer eine Bronchoskopie durchzuführen.

- *Alter von 5 – 18 Jahren:* Hier ist die Mycoplasmapneumoniae-Pneumonie die häufigste Pneumonieform. Die radiologischen Zeichen sind Hilusverdichtung, bilaterale diffuse flaue, nicht segmental begrenzte, peribronchiale, selten alveoläre Infiltrate und Pleuraerguß (Tab. 5.1).
  Bei den normalen Pneumonien im Kindesalter ist nur sehr selten eine CT der Lungen erforderlich.

Virusbedingte Erkrankungen

Die virale Pneumonie im Kindesalter bedarf normalerweise keiner weiteren Abklärung und erfordert deshalb auch keine HR-CT, da die Therapie beim unkomplizierten Virusinfekt nur symptomatisch ist und im Fall einer Antibiotikatherapie Erythromycin das Mittel der ersten Wahl darstellt.

Ausnahme:

▨ Bronchiolitis obliterans nach Adenovirusinfektion (Abb. 5.13 u. 5.14, Seite 91)

▨ Swyer-James-McLeod-Syndrom

Diese Erkrankung wird charakterisiert durch gefangene Luft, bedingt durch eine Bronchiolitis obliterans (Folgen einer Virusinfektion). Das Ergebnis ist eine abnorme Lungentransparenz der gesamten Lunge und/oder eines Lappens mit fleckförmiger unilateraler oder bilateraler Verteilung. Die Ausprägung der Lungenveränderungen ist vom Ausmaß der gefangenen Luft und dem fehlenden Lungenwachstum nach der Infektion abhängig.

Differentialdiagnostisch muß man an eine zentrale Obstruktion mit konsekutiv gefangener Luft denken (Fremdkörper).

- *HR-CT:*
  - erweiterte Luftwege mit oder ohne Bildung von Bronchiektasen,
  - erhöhte Lungentransparenz,
  - schmale Gefäßkaliber,
  - hypoplastische Lunge unilateral, selten bilateral,
  - In- und Exspiration: gefangene Luft.

▨ Pneumocystis-carinii-Pneumonie

Die Pneumocystis-carinii-Pneumonie ist auch bei Kindern die häufigste Infektion bei AIDS (s. Seite 44)

- *HR-CT:*
  - meist bilaterale, zentral in der Lunge oder perihilär gelegene milchglasartige Verdichtungen, mit noch erkennbarer Lungengerüststruktur, überlagert von retikulären bis retikulonodulären Verdichtungen,
  - dünn- oder dickwandige zystische Hohlräume, die zu Pneumothoraces führen können,
  - Konglomeratknoten,
  - hiläre und/oder mediastinale Lymphknoten,
  - unilateraler Pleuraerguß.

Tabelle 5.1 Lungeninfektionen bei Kindern in Abhängigkeit vom Alter

Alter	Erreger	Infektionen
Neugeborenes: • erste Lebenstage • erster Lebensmonat	bakteriell	Aspiration von Mekonium oder Fruchtwasser Escherichia coli, Klebsiellen, Streptokokken B
Säugling	Chlamydien	
Kleinkind	viral bakteriell (5%)	Zytomegalie, RS-Virus (20 – 30%) meist Superinfektion durch Haemophilus influenzae, Pneumokokken, Streptokokken
Schulkind	Mykoplasmen	

RS-Virus = Respiratory-syncytial-Virus

Abb. 5.**13a – d** **Bronchiolitis obliterans** bei einem 7jährigen Mädchen nach Adenovirusinfektion.
HR-CT: Darstellung der gefangenen Luft in In- und Exspiration mit gleichbleibenden Arealen herabgesetzter Lungendichte, außerdem interstitielle Infiltrate, fleckige milchglasartige Eintrübungen sowie Bronchiektasen in allen Lungenlappen.

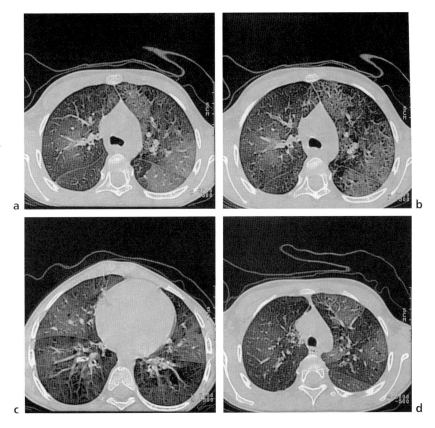

Abb. 5.**14a** u. **b** **Swyer-James-Syndrom und Bronchiolitis obliterans** eines 6jährigen Patienten nach Adenovirusinfektion.
a Thoraxaufnahme: Aufgrund der Überblähung kommen die ausgedehnten milchglasartigen Eintrübungen nicht zur Darstellung.

b HR-CT: Ausmaß des Lungenemphysems wird besser dokumentiert als durch die Thoraxaufnahme.

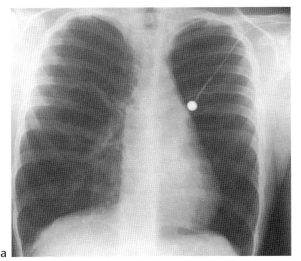

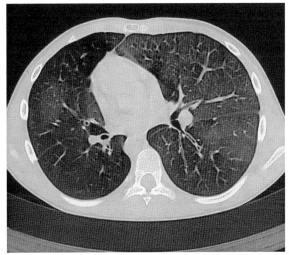

Pilzbedingte Erkrankungen

■ Invasive Aspergillose (s. Seite 51)
(Abb. 5.15)

Die invasive Aspergillose ist auch bei Kindern eine relativ häufige Infektion beim immunsupprimierten Patienten, insbesondere bei Kindern mit Leukämie und Lymphom unter Therapie, sowie mit AIDS und nach Knochenmarktransplantationen. Die Diagnose ist im Frühstadium der Erkrankung vom klinischen Krankheitsbild und der Thoraxaufnahme allein nur sehr schwer zu stellen, obwohl die Bestätigung oder der Ausschluß der Erkrankung für die Patienten mit schwer geschädigter Immunabwehr immens wichtig ist. Einerseits ist eine transbronchiale Biopsie bei diesen Patienten sehr gefährlich, andererseits geht die antimykotische Therapie bei Kindern mit schweren Nebenwirkungen einher.

- *HR-CT:*
  - frühes Stadium: multiple, bilaterale periphere, runde bis keilförmige Infiltrate, Offener Bronchus im Infiltrat, Halozeichen (hypodenser Ring um einen dichten Knoten), (sub-)segmentaler Infarkt, Schwammzeichen (Abszeß oder Nekrose).
  - Restitutionsphase: Höhle mit Verdichtung und darüberliegender Luftsichel.

Bakterienbedingte Erkrankungen

Bei den alveolären Pneumonien sind die Alveolen und Alveolargänge nicht mit Luft, sondern mit einem entzündlichen Infiltrat gefüllt und die Alveolarwände und das Interstitium von Entzündungszellen infiltriert.

Die bakteriellen Pneumonien im Kindesalter zeigen zumeist ein alveoläres Infiltrat (Abb. 5.6) oder ein gemischt interstitiell-alveoläres Infiltrat (Abb. 5.10). Unkomplizierte bakterielle Pneumonien erscheinen in der CT als unscharf begrenzte alveoläre Verdichtungen und mit einem Luftbronchogramm sowie relativ uniformem Kontrastmittelenhancement. Atelektasen zeigen eine lobäre oder segmentale Konfiguration, meist mit Luftbronchogramm (Abb. 5.12), und relativ gutem Kontrastmittelenhancement. Beim Übergang der Pneumonie in eine Nekrose (Staphylococcus pneumoniae und Staphylococcus aureus) kann sich das lobäre Infiltrat inhomogen verdichtet und nach Kontrastmittelgabe unscharf begrenzt, zum Teil zentral hypodens und mit randständiger Kontrastmittelaufnahme darstellen.

- *Differentialdiagnose:*
  - Infiltrat durch infektiöse Keime,
  - Aspiration von Mineralöl (Lipidpneumonie),
  - Inhalation von metallhaltigen bzw. chemischen Dämpfen (Inhalationspneumonie),

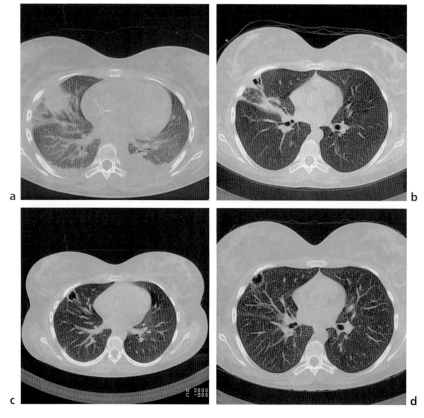

Abb. 5.**15a – d   Akute lymphatische Leukämie und antibiotikaresistente Sepsis** bei einer 15jährigen Patientin.
HR-CT: Hochgradiger Verdacht einer invasiven Aspergillose. In diesem Scan (**a**) rundes bis keilförmiges Infiltrat im Mittellappen mit Begleiterguß, Abnahme der Lungeninfiltrate 2 Monate (**b**), 5 Monate (**c**) und 9 Monate (**d**) nach Antimykotikatherapie.

– Inhalation von allergenbelastetem Staub (exogen-allergische Alveolitis),
– idiosynkratische Reaktion auf Arzneimittel (Methotrexattherapie),
– Reaktion auf Strahlentherapie (Strahlenpneumonitis).

Die HR-CT kann differentialdiagnostisch zur Unterscheidung dieser einzelnen Pneumonieformen beitragen, da das Verteilungsmuster mit der HR-CT besser darstellbar ist, als mit dem konventionellen Röntgenbild. Komplikationen wie Pleuraergüsse, Pleuraempyem, purulente Perikarditis, Abszeßbildung, Pyopneumothorax und deren Differenzierung (Pneumozelen, dünnwandige Abszesse) sind mit der HR-CT sicherer und frühzeitiger zu erkennen. Eine Abgrenzung zum Lungenödem, zu Metastasen, Graft-versus-host- bzw. Host-versus-graft-Reaktionen ist mit der HR-CT häufig möglich.

▨ Abszesse (Abb. 5.16)

Beim Lungenabszeß handelt es sich um die umschriebene eitrige Einschmelzung von Lungengewebe. Lungenabszesse im Kindesalter sind heute insgesamt selten, eine Ausnahme macht die durch Staphylokokken verursachte primär abszedierende Pneumonie im Säuglings- und Kleinkindalter. Zur Einschmelzung des Lungengewebes kommt es durch die eiweißspaltenden Enzyme des Erregers (meist Staphylo- oder Streptokokken). Bei den kindlichen Pneumonien müssen die Pneumatozelen bei der Staphylokokkenpneumonie von intrapulmonalen Abszessen abgegrenzt werden. Staphylokokkenpneumatozelen entstehen in der ersten Woche der Pneumonie und sind meist innerhalb von 6 Wochen wieder verschwunden. 10% der Kinder mit Pneumatozelenpneumonie haben durch die Pneumatozelen einen Pneumothorax. Abszesse sind im Gegensatz zu Pneumatozelen dickwandige, irregulär begrenzte Kavitäten. Pneumatozelen sind dünnwandige, luftgefüllte Kavitäten. In beiden kann ein Flüssigkeits-Luft-Spiegel vorhanden sein.

Aspirationsbedingte Lungenabszesse sind meist solitär. Die Mehrzahl dieser Abszesse findet sich infolge des gestreckteren Abgangs des rechten Hauptbronchus auf der rechten Seite, und zwar im posterioren Oberlappen- oder apikalen Unterlappensegment, weil die Bronchien nach dorsal abgehen. Wenn Abszesse Anschluß an einen Bronchus finden, wird das purulente Sekret ausgehustet und es entsteht eine Höhle mit Spiegelbildung in der zentralen Nekrose. Nach Entleerung der Höhle und Abheilung des entzündlichen Infiltrats werden die Abszeßwände dünn und die Höhle fällt zusammen.

- *Ursache:*
  – Aspiration von Keimen (Staphylokokken, z. B. infiziertes Material wie Nahrung),
  – Infektion mit Keimen (Staphylococcus aureus, Haemophilus influenzae, β-hämolytische Streptokokken),
  – Fremdkörperaspiration mit Bronchusobstruktion,
  – Einschmelzung eines Bronchuskarzinoms (nicht im Kindesalter.)

Die HR-CT ist nicht die Methode der ersten Wahl zur Abklärung von Lungenabszessen. Die Thoraxaufnahmen und vor allem der zusätzliche Einsatz der Thorax- und Mediastinalsonographie sollten die Durchführung einer Thorax-CT bei dieser Fragestellung auf wenige Ausnahmen beschränken.

▨ Lungentuberkulose (Abb. 5.17 u. 5.18)

Kinder gehören bei der Entwicklung der Tuberkulose zur Hochrisikogruppe (s. Seite 56). In den USA ist in den letzten Jahren die Anzahl der Tuberkuloseerkrankungen im Kindesalter um 40% angestiegen, in New York hat sich die Anzahl der Tuberkuloseerkrankungen bei Kindern verdoppelt.

Die Diagnose der Tuberkulose wird radiologisch primär immer über die Thoraxaufnahme gestellt. Die HR-CT kann zusätzlich die Ausdehnung, die anstehenden Komplikationen, den Verlauf und die Folgen der Erkrankung verdeutlichen.

- *Primäre Tuberkulose:* Primärinfekt mit einseitiger Hilus-Lymphknoten-Schwellung mit oder ohne Infiltrat (oft nur stecknadelkopf- bis linsengroß), wobei der Primärkomplex in der Frühphase radiologisch in maximal 10–20% der Erstinfektionen im Kindesalter nachweisbar ist. Entsprechend der natürlichen oder erworbenen Immunabwehr und der Anzahl und Virulenz der Bakterien kann die Tuberkulose hämatogen und auch lymphogen in andere Organe streuen. Die entstandenen Herde können ausheilen und latent weiterbestehen. Ohne entsprechende Immunabwehr kann eine hämatogene Aussaat erfolgen.
- *Miliare Form:* Noduli diffus über beide Lungen verteilt, im intralobären Interstitium, im interlobären Septum, perivaskulär.
- *Postprimäre Tuberkulose:* Pneumonie, ausgedehnte Kavernenbildung und Lungenfibrose.

Im Gegensatz zur Erstinfektion bilden sich die tuberkulösen Infiltrate bei Reaktivierung der Erkrankung vor allem in den kraniodorsalen Anteilen der Lunge ab, da der Aerobier Mycobacterium tuberculosis hier ein sauerstoffreicheres Milieu findet.

- *HR-CT:*
  – Darstellung von vergrößerten Lymphknoten,
  – Einengung der Trachea und der Bronchien (vor allem Bronchus intermedius),

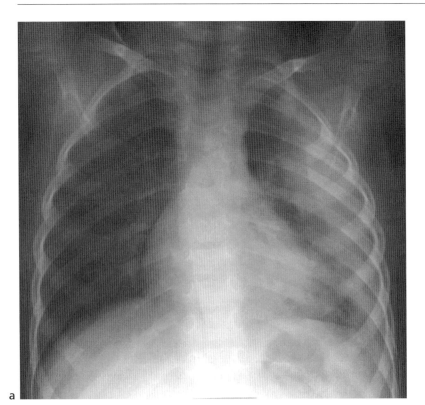

a

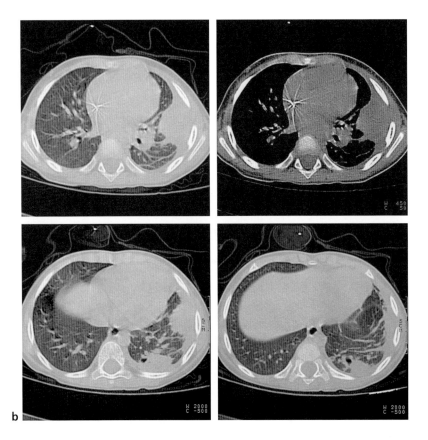

b

Abb. 5.**16a** u. **b**   **Absedierende Pneumonie (Staphylokokken)** bei einem 1jährigen Jungen.
a Thoraxaufnahme: Nach Pneumonie Entwicklung eines Lungenabszesses.
b HR-CT: Lungenabszesse und Pleurabeteiligung links in dem infiltrierten linken Lungenlappen.

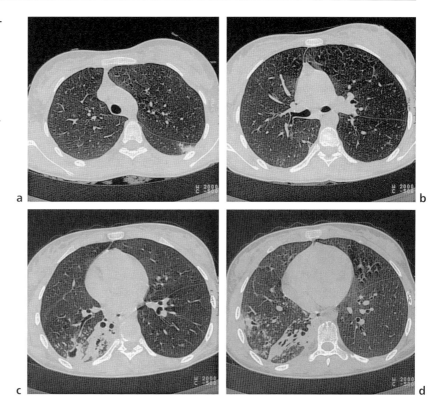

Abb. 5.**17a – d   Bekannte postprimäre Tuberkulose und
destruktiv narbige Veränderungen im rechten Unter-
lappen** bei einer 15jährigen
Patientin.
HR-CT: Postprimäre tuberkulöse
Veränderungen im rechten Unterlappen, gleichzeitig frische Infiltrate im rechten Oberlappen und
in beiden Lungenunterlappen.

Abb. 5.**18a – d   Chronisch
myeloische Leukämie und
persistierende tuberkulöse
Infiltrate** bei einer 18jährigen
Patientin.
HR-CT: Verkalkte Lymphknoten
rechts im vorderen oberen Mediastinum, Hilus-Lymphknoten-Ver-
größerung links, frische alveoläre
Infiltrate in allen Lungenlappen.

– Darstellung von Atelektasen (abhängig von der Lokalisation des Primärherds),
– unregelmäßig begrenzte, ein- oder beidseitige, vor allem peribronchiale Infiltrate (peribronchiale Wandverdickung),
– unscharfe rundliche alveoläre Infiltrate,
– endobronchiale Ausdehnung mit azinären Knötchen (unscharf begrenzte Knötchen Durchmesser 2–10 mm),
– miliare Aussaat,
– narbige Schrumpfung und Fibrose mit nachfolgenden Bronchiektasen,
– Beurteilung von Einschmelzungen und Kavernen (dünn- oder dickwandig),
– Lokalisation der (des) befallenen Segmente(s),
– Unterscheidung zwischen primärer und postprimärer Tuberkulose.

■ Therapieresistente Pneumonien
(Abb. 5.**18** u. 5.**19**):

Bei Kindern mit Immundefekten und therapieresistenten Pneumonien reicht die konventionelle Thoraxaufnahme nicht aus, um eine frühzeitige, spezifische Diagnose zu stellen. Nach eigenen Untersuchungen kann erst die HR-CT Aussagen hinsichtlich der Art der Lungenveränderungen machen. Klinisch entscheidend ist der Ausschluß bzw. die Bestätigung einer invasiven Aspergillose und einer Pneumocystis-carinii-Pneumonie. Art und Verteilung der Infiltrate in der HR-CT lassen Rückschlüsse auf die Erreger zu.

Parasitäre Erkrankungen

■ Echinococcus granulosus

Der Echinokokkenbefall der Lunge wird hauptsächlich durch Echinococcus granulosus (Hundebandwurm) verursacht. Nur 15–30% des Echinococcus granulosus kommen in der Lunge vor. 65–70% erscheinen in der Leber. In Leber und Lunge entwickeln die Larven eine mit Flüssigkeit gefüllte Endozyste (Hydatide), diese wird von der wirtseigenen Perizyste fibrös abgekapselt. Wenn die pulmonale Zyste intakt ist, stellt sie sich als scharf begrenzte, runde bis ovale Raumforderung mit homogener Dichte und von normaler Lunge umgeben dar. Die Zysten können einzeln oder multipel (20–30%), uni- oder bilateral vorliegen. Die Größe variiert von 1–20 cm Durchmesser. Die Zystenwand kann aufgrund des schnellen Wachstums in der Lunge nur selten kalzifizieren. Wenn eine direkte Kommunikation der Endozyste mit dem Bronchialsystem entsteht, wird eine Luftsichel auf einem Flüssigkeitsspiegel sichtbar und die Zystenflüssigkeit führt zu einer pneumonischen Konsolidierung im Parenchym. Ein Flüssigkeitsspiegel kann in der Zyste, gelegentlich (ca. 5–6%) zwischen Endozyste und sie umgebender Perizyste, vorhanden sein (Meniskuszeichen). Dieses Zeichen kann auch in der Pleuraflüssigkeit vorhanden sein, wenn die Ruptur der Zyste zu einem Hydro-

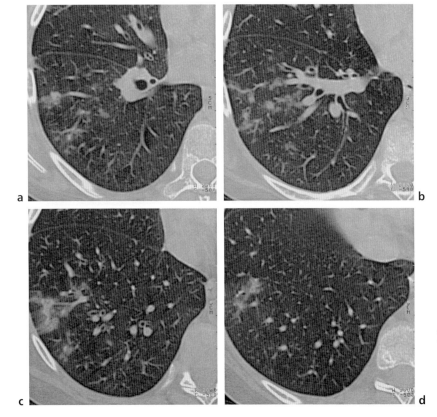

Abb. 5.**19a–d** **Akute lymphatische Leukämie und therapieresistente Sepsis** bei einem 11jährigen Jungen.
HR-CT: Kleinknotiges alveoläres Infiltrat im rechten Unterlappen.

pneumothorax oder Pyopneumothorax geführt hat. Die Chitinmembran der Endozyste kann zusammenfallen und in der Zyste auf der verbliebenen Flüssigkeit als dichte Struktur nachweisbar sein (Wasserlilienzeichen). Die Thoraxaufnahme dokumentiert die Ausdehnung des Lungenbefalls. Die CT kann zystische von soliden Anteilen differenzieren, die rupturierte Wand, die kollabierte Endozystenmembran und die Tochterzysten darstellen.

Sarkoidose (Besnier-Boeck-Schaumann-Krankheit) (Abb. 5.20)

Die Sarkoidose ist die häufigste Erkrankung unklarer Genese. Sie ist innerhalb der ersten 5 Lebensjahre selten, sie nimmt in der Häufigkeit mit der Pubertät zu (s. Seite 63).

- *Löfgren-Syndrom:*
  - Hiläre Lymphknoten,
  - Erythema nodosum,
  - negative Tuberkulinreaktion.

Die Differenzierung der Sarkoidose in die 4 Stadien (s. Seite 63) ist bei Kindern nicht so klar ausgeprägt wie bei Erwachsenen. Am häufigsten zeigt sich ein beidseitiger Hilus-Lymphknoten-Befall mit polyzyklischer, scharf begrenzter, knolliger Vergrößerung ohne Lungenbeteiligung. Die paratrachealen Lymphknoten erkranken ebenfalls, sind aber nicht so stark vergrößert. Gelegentlich resultiert eine Stenosierung der Bronchien, eine Verlagerung kommt selten zustande. Bei dem Fortschreiten der Erkrankung beobachtet man knötchenförmige Verdichtungen mit miliarem Bild. Die Knötchen liegen entlang des lymphatischen und bronchovaskulären Systems, entlang der Septen und subpleural. Die Septumverdickung ist weniger ausgeprägt als bei der idiopathischen Lungenfibrose und der Lymphangiosis carcinomatosa. Die Lungenarchitektur ist jedoch stärker gestört als bei der Lymphangiosis carcinomatosa. Die Rückbildung der Lymphknotenveränderungen erfolgt langsam und erfordert viele Monate bis Jahre, während die interstitiellen Veränderungen unter Therapie schnell regressiv sind. Nach Absetzen der Therapie (Kortikosteroide) treten Rezidive auf.

- *HR-CT:*
  - Darstellung von vergrößerten Lymphknoten,
  - unzählige, meist irregulär begrenzte Knötchen, homogen über beide Lungen verteilt:
    an den parahilären Gefäßen und Bronchien, zentral im sekundären Lobulus, im Interlobärseptum, entlang der Fissuren subpleural,
  - Verdickung der Interlobärsepten,
  - dichte Granulomkonglomerate mit wenig abgrenzbaren Konturen mit/ohne Luftbronchogramm, gelegentlich Kavitäten bildend,
  - milchglasartige Verdichtungen mit fleckiger Verteilung (kleine Granulome unter der Auflösungsgrenze, Zeichen der Alveolitis?, rückläufige Verschattung unter Steroidtherapie),
  - im fortgeschrittenen Stadium der Fibrose: Honigwabenlunge.

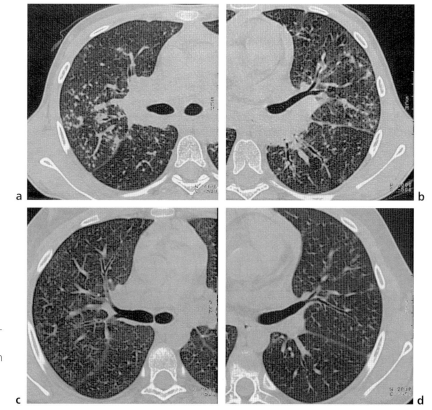

Abb. 5.**20a – d**
12jähriger Junge, Vorsorgeuntersuchung, Sarkoidose.
HR-CT: Noduläre Verdichtungen entlang des Gefäß-Bronchus-Bündels, in den Bronchialwänden, den Wänden der Pulmonalarterien und -venen, den Alveolarsepten und pleuranah.

Lungenerkrankungen bei alteriertem Immunsystem

Asthma bronchiale (s. Seite 73)

Das Asthma bronchiale kennzeichnet einen klinischen Zustand, der durch eine Überreagibilität des Tracheobronchialbaums auf verschiedene Noxen entsteht. Obstruktive Bronchusspasmen, eine ödematöse Schwellung und Entzündung der Bronchialschleimhaut und eine Hypersekretion der Schleimdrüsen liegen zugrunde. Neben peribronchitischen Veränderungen imponiert insbesondere eine Überblähung der Lungenperipherie.

Idiopathische Lungenhämosiderose
(Abb. 5.21)

Die Erkrankung tritt in der Regel bei Kindern unter 10 Jahren auf, kann aber auch erst um das 40. Lebensjahr auftreten. Sie ist gekennzeichnet durch rezidivierende Blutungen der kleinsten Lungengefäße in die Alveolen.

- *Typische Symptomtrias:*
  - Hämoptysen,
  - Anämie,
  - diffuse alveoläre Infiltrate.

Die Blutungen können in der Lungenperipherie vorhanden sein, ohne daß die Kinder Hämoptysen zeigen. Sie können das abgehustete Blut verschlucken und es wieder erbrechen (Hämatemesis) und/oder es mit dem Stuhl absetzen (Meläna). Je nach Schwere der pulmonalen Blutungen führt die Erkrankung zu einer Dyspnoe, Zyanose und ausgeprägter Leistungsschwäche. Die Ätiologie ist unbekannt. Bei manchen Kindern besteht eine Sensitivität auf Kuhmilchproteine, deshalb wird eine Autoimmunkrankheit diskutiert. Im Gegensatz zum Goodpasture-Syndrom bestehen keine Nierenveränderungen und es finden sich keine antiglomerulären Basalmembranantikörper in der Immunfluoreszenztechnik. Während des akuten Blutungsschubs sind die Alveolen und kleineren Bronchien in flächiger oder lobärer Verteilung mit frischem Blut gefüllt. Neben den frischen Erythrozyten finden sich zahlreiche hämosiderinbeladene Lungenmakrophagen. Wiederholte Blutungsschübe führen zur Fibroblastenproliferation und damit allmählich zur Ausbildung einer hochgradigen interstitiellen Fibrose. Es kommt dann zur Obliteration der Lungenkapillaren. Die bronchoalveoläre Lavage enthält reichlich hämosiderinhaltige Makrophagen. Histologisch sind die hämosiderinbeladenen Makrophagen sowohl im Interstitium als auch in den Alveolen der Lungen vorhanden. An den Alveolardeckzellen ist eine reaktive Hyperplasie vorhanden. Bei der idiopathischen Lungenhämosiderose verursachen die plötzlich auftretenden Blutungen bilaterale fleckige bis diffuse miliare alveoläre, häufig perihiläre oder basalbetonte pneumonieähnliche Lungenparenchymveränderungen mit positivem Bronchopneumogramm. Es können ausgedehnte großflächige oder herdförmige fleckige Verdichtungen vorliegen. Die HR-CT zeigt im akuten Stadium bilaterale alveoläre Infiltrate, die von anterior nach posterior zunehmen, und die sich nicht an die Segment- bzw. Lappengrenzen halten. Die pulmonalen Venen und Arterien zeigen ein normales Kaliber, das Verhältnis der arteriellen Gefäße zu der Weite der Bronchien ist normal, von daher ist ein kardiogenes Lungenödem unwahrscheinlich. Die Verschattungen sind beim Sistieren der Lungenblutung rasch rückläufig, bei der nächsten Blutung treten sie in derselben Weise oder in anderer Lokalisation wieder auf. Nach mehreren Schüben verbleibt in den wiederholt eingetrübten Bereichen eine retikuläre interstitielle Zeichnung. Im chronischen Stadium finden sich interstitielle Strukturveränderungen, die oft schmetterlingsförmig angeordnet sind. Subpleurale Blutungen sind als Verschattung der dorsalen Rezessus zu erkennen. Die Herzgröße bleibt solange normal, bis durch eine kardiale Dekompensation präfinal eine beträchtliche Herzvergrößerung eintritt.

- *Differentialdiagnose:*
  - Pneumonie,
  - Goodpasture-Syndrom (fehlende Nierenbeteiligung und fehlende Basalmmembranantikörper bei Lungenhämosiderose),
  - Lungenödem.

Abb. 5.21a u. **b   Hämosiderose**
bei einer 6jährigen Patientin. Die
Suche nach einer Blutungsquelle
im Darm war erfolglos. Wiedervor-
stellung in schlechtem Allgemein-
zustand mit Hämoptoe und Eisen-
mangelämie.
a Thoraxaufnahme: Flaue, flächige, beidseitige interstitielle und
alveoläre Infiltrate in allen Lungenlappen.
b HR-CT: Oben: alveoläre Infiltrate, insbesondere in der Lungenperipherie, interstitielle Fibrose
von kranial nach kaudal zunehmend. Unten: Kontroll-CT nach
2 Jahren unter Therapie.

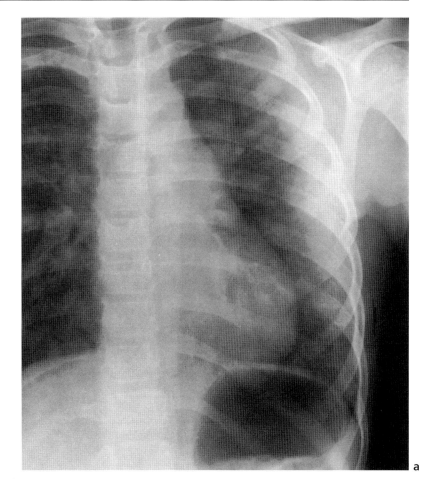

a

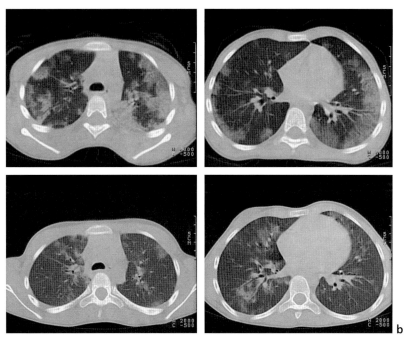

b

Pulmonale Erkrankung nach Knochenmarktransplantationen (Abb. 5.22)

Die Transplantation von allogenem Knochenmark wird bei der Behandlung der aplastischen Anämie, der Leukämie, dem Neuroblastom und anderen Immundefizienzen durchgeführt. Pulmonale Komplikationen treten nicht selten nach der Knochenmarktransplantation auf. In den ersten 2 – 4 Wochen nach der Transplantation wird regelmäßig ein vorübergehendes interstielles, pulmonales Ödem gesehen. Etwa zur gleichen Zeit kann auch eine alveoläre Lungenblutung auftreten. Sie zeigt sich durch das plötzliche Auftreten eines interstitiellen oder ausgeprägten bilateralen alveolären Infiltrats. Sie kann durch die agressive präoperative Chemotherapie verursacht sein, die das Kapillarbett zerstört. Von den Pneumonien nach Knochenmarktransplantationen ist die Zytomegalie-Infektion die häufigste, aber auch Mischinfektionen sind möglich. Sie treten 2 Wochen bis mehrere Monate nach der Transplantation auf. Die radiologischen Veränderungen sind unspezifisch und ausgeprägter als beim transitorischen interstitiellen Lungenödem. Es kann zusätzlich eine interstitielle Fibrose und ein alveoläres Infiltrat auftreten. Eine alveoläre Pneumonie durch gramnegative Bakterien und Pilze kann ebenfalls innerhalb der ersten 2 Monate nach der Transplantation auftreten.

90 – 180 Tage nach der Transplantation kann eine obliterative Bronchiolitis mit einem Air-trapping als einzigem Zeichen einer postviralen Komplikation oder einer Graft-versus-host-Reaktion auftreten. Es wird diskutiert, ob die idiopathische interstitielle Pneumonitis, die Bronchitis und die Bronchiolitis Folge einer Graft-versus-host-Reaktion sind. Vom röntgenmorphologischen Standpunkt aus sind diese Lungenveränderungen jedoch nicht von den anderen Lungenveränderungen nach Knochenmarktransplantationen (toxische Schädigung der Lunge durch präoperative Therapie, Posttransplantatpneumonie und Rezidiv der primären Erkrankung) unterscheidbar.

Immundefekte (Abb. 5.23)

Bei Kindern mit Immundefekten (z. B. Morbus Bruton = kongenitale Agammaglobulinämie, Bar-Syndrom) treten chronisch rezidivierende Pneumonien durch die üblichen Keime auf. Komplikationen ergeben sich durch eine verlangsamte Heilung, Bronchiektasen, Atelektasen und die Entwicklung von Empyemen. Eine chronische Sinusitis ist generell vorhanden. Da das gestörte Immunsystem nicht nur für die Abwehr von Infektionen verantwortlich ist, sondern auch eine bedeutende Rolle

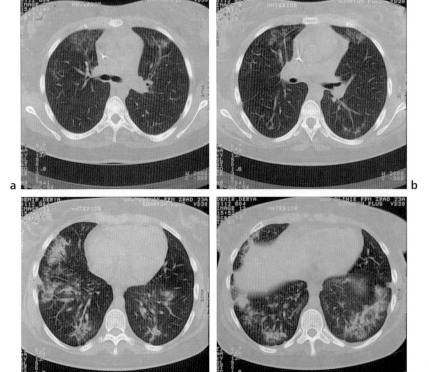

Abb. 5.**22a – d   Thalassämie, nach Knochenmarktransplantation** (unter Immunsuppression Graft-versus-host-Reaktion) bei einer 14jährigen Patientin.
Thorax-CT und Thoraxaufnahme bis 90 Tage nach Knochenmarktransplantation normal.
HR-CT: 90 Tage nach Knochenmarktransplantation mit interstitiellen und alveolären Infiltraten in allen Lungenlappen, im Vergleich zum unauffälligen Vor-CT Lungenemphysem.

Abb. 5.**23a – d Immundefekt (Morbus Bruton)** bei einem 2jährigen Jungen. Verlauf vor und nach Therapie.
HR-CT: Rückgang der interstitiellen und milchglasartigen Lungenveränderungen, Besserung der Segmentatelektase im 4. Segment.

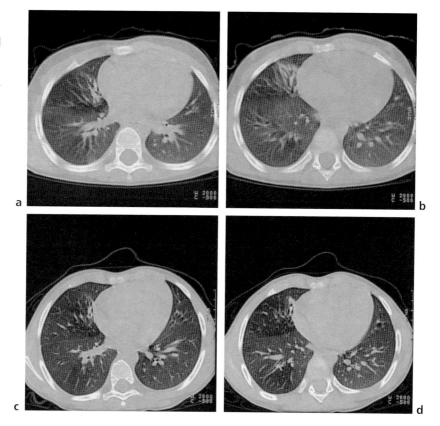

bei der Prävention von malignen Erkrankungen spielt, ist die Betreuung und Vorsorge bei diesen Patienten besonders wichtig. Dazu gehört auch die Durchführung von Thoraxaufnahmen und einer HR-CT. Nach eigenen Untersuchungen finden sich bronchitische Wandverdickungen, häufig Bronchiektasen in allen Lungenlappen von erheblicher Größe und Ausdehnung, zudem sind narbige Veränderungen, minderbelüftete Bezirke und alveoläre Infiltrate vorhanden.

Lungenerkrankungen unklarer Genese

Histiocytosis X (Abb. 5.24)

Unter dem Begriff Histiocytosis X werden folgende Erkrankungen zusammengefaßt:

- Abt-Letterer-Siwe-Krankheit,
- Hand-Schüller-Christian-Krankheit,
- eosinophiles Granulom (s. Seite 94).

Die 3 Formen unterscheiden sich hinsichtlich ihrer Lokalisation, des Krankheitsverlaufs und der Prognose.

- *Abt-Letterer-Siwe-Krankheit:* Sie ist die akute Verlaufsform der Histiocytosis X und tritt fast nur im Säuglingsalter und frühen Kleinkindalter auf. Ihr Leitsymptom sind die Hautveränderungen.
- *Hand-Schüller-Christian-Krankheit:* Dies ist die chronische Verlaufsform der Histiocytosis X und tritt vor allem im späten Kleinkindalter und frühen Schulalter auf. Bei dieser Form speichern die Histiozyten vermehrt Cholesterin. Die granulom-

artig wuchernden Histiozyten verursachen zahlreiche osteolytische Knochendefekte. Neben Lymphknoten-, Leber- und Milzinfiltraten können auch Lungeninfiltrate vorkommen.
- *Eosinophiles Granulom:* Hier sind normalerweise Knochen und Lunge befallen. Sie tritt beim älteren Kind oder jungen Erwachsenen, besonders häufig bei Jungen auf.

Bei der *malignen Histiozytose,* deren Differenzierung licht- und elektronenmikroskopisch und zytochemisch erfolgen muß, sind Hilus- und Mediastinallymphknoten durch Tumorzelleninfiltration vergrößert. Bei einer Beteiligung des Lungenparenchyms entwickeln sich bei der häufig tödlich endenden Krankheit multiple noduläre Verdichtungen. Als Kombination sind Lungenfibrose und nach Ausheilung der pulmonalen Infiltrate auch Bronchiektasen vorhanden.
Das Krankheitsbild wird in Kap. 4 ausführlich behandelt. Die Röntgenmorphologie ist beim Kind nicht anders als beim Erwachsenen.

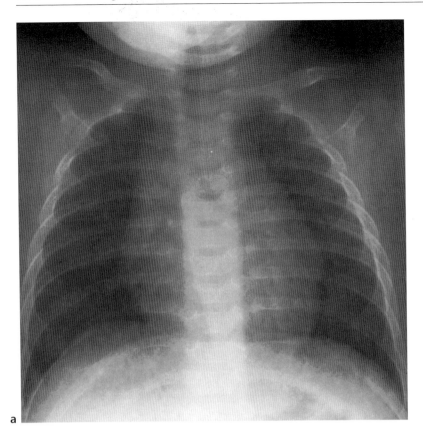

a

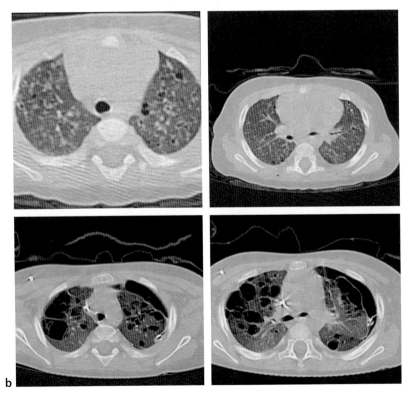

b

Abb. 5.**24a** u. **b** **Histiocytosis X** bei einem 6 Monate alten Jungen.
a Thoraxaufnahme: Symmetrische, bilaterale interstitielle Infiltrate.
b HR-CT: Oben: ausgedehnte retikuläre, interstitielle Verdichtungen und kleine Bullae.
Unten: nach Therapie Entwicklung eines schwer therapierbaren Pneumothorax, Zunahme der Zystengröße und der Fibrose, Lungenbiopsie: kein Rezidiv.

- *Differentialdiagnose:*
  - miliare Tuberkulose,
  - Sarkoidose,
  - Pneumocystis-carinii-Pneumonie.

Microlithiasis alveolaris pulmonum
(Abb. 5.25 u. 5.26)

Die Mikrolithiasis ist vor allem bei Kindern eine sehr seltene, ätiologisch unklare Lungenerkrankung. Etwa 225 Patienten sind bisher beschrieben, davon sind 38 unter 18 Jahren. Die hohe Rate an erkrankten Geschwistern legt die Vermutung nahe, daß es sich um eine vererbbare (autosomal rezessive) Störung handelt. Die Microlithiasis alveolaris pulmonum ist besonders häufig bei türkischen Familien beschrieben. Sie ist durch eine progressive Ansammlung feinster intraalveolärer Verkalkungen (Kalziumphosphatsteine) charakterisiert. Mikroskopisch sind die Alveoli mit diesen Mikroverkalkungen gefüllt, die alveolären Septem haben eine normale Dicke. Die intraalveolären Mikroverkalkungen werden 0,2–0,3 mm groß und bestehen aus irregulär geformten, konzentrisch lamellierten Kalziferiten.

Die Diagnose kann durch die transbronchiale Lungenbiopsie – aber auch durch eine bronchoalveoläre Lavage zusammen mit einer HR-CT – gestellt werden, da die CT-Befunde typisch sind.

- *HR-CT:*
  - intraalveoläre Kalzifikationen entlang des Gefäß-Bronchus-Bündels, der Interlobärsepten und (sub)pleural,
  - mit dem Alter zunehmende Lungenfibrose.

Lungenfibrose

Die Lungenfibrose (s. Seite 69) ist ein im Kindesalter seltenes Krankheitsbild. Das Lungengerüst wird infolge chronisch entzündlicher Prozesse narbig umgewandelt, bedingt durch die Bindegewebsvermehrung kommt es zu einer Beeinträchtigung des Gasaustauschs. Die Erkrankung entwickelt sich vor allem bei den Kollagenosen, seltener bei der diffusen interstitiellen Lungenfibrose (Hamman-Rich-Syndrom) und der desquamativen interstitiellen Pneumonie.

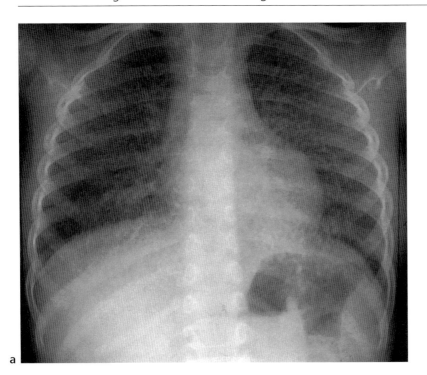

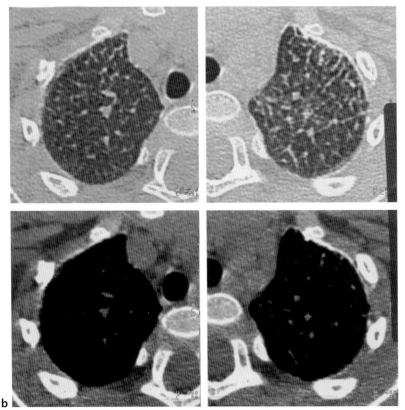

Abb. 5.**25a** u. **b** **Familiäre Microlithiasis alveolaris pulmonum** eines 4jährigen, türkischen Jungen.
a Thoraxaufnahme (Zufallsbefund): Feine bilaterale, zur Basis zunehmende, interstitielle, retikuläre und noduläre Verdichtungen.
b HR-CT: Kalzifikationen entlang des Gefäß-Bronchus-Bündels, der Interlobärsepten und (sub)-pleural, interstitielle Strukturvermehrung.

Abb. 5.**26a** – **f** **Microlithiasis alveolaris pulmonum** bei einem 7jährigen Mädchen (Schwester des Patienten aus Abb. 5.**25**).
HR-CT: ausgeprägterer Befund als beim Patienten aus Abb. 5.**25**.

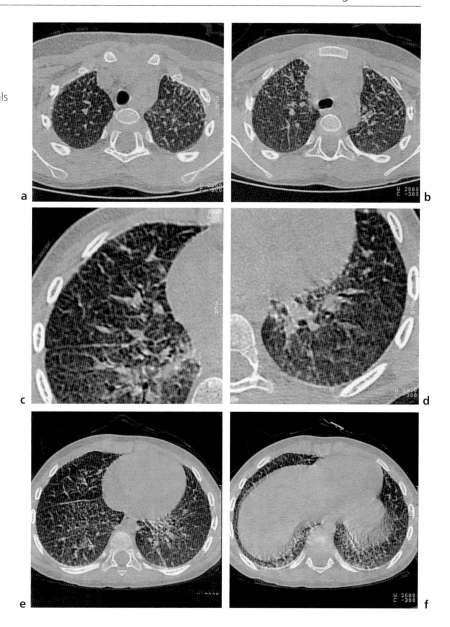

Metabole Erkrankungen

Morbus Gaucher (Abb. 5.27)

Die autosomal rezessiv erbliche Gaucher-Krankheit gehört zu der Gruppe der lysosomalen Speichererkrankungen. Sie ist durch einen Glukozerebrosidasemangel in den Lysosomen bedingt, was dazu führt, daß die Glukozerebroside in den Lysosomen des retikuloendothelialen Systems in Vakuolen akkumuliert werden (Gaucher-Zellen). Es gibt 3 Formen der Erkrankung, das Leitsymptom ist die Milzvergrößerung:

- *Typ I oder adulte Form:* Sie kann bereits im Kindesalter beginnen. Im Gegensatz zum Typ II und III ist die Lebenserwartung nur gering beeinträchtigt. Die klinische Manifestation ist langsam mit progressiver Vergrößerung der Milz und weniger ausgeprägter Vergrößerung von Leber und Lymphknoten. Neurologische Ausfälle (extrapyramidale Symptome und psychische Störungen) werden bei dieser Form nur ausnahmsweise beobachtet. Bedingt durch die Splenomegalie haben diese Patienten eine Anämie (ohne Erythroblastämie oder Retikulozytose),

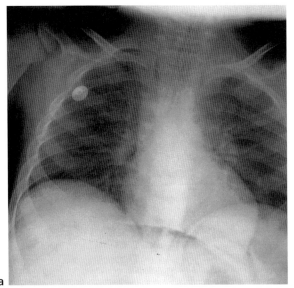

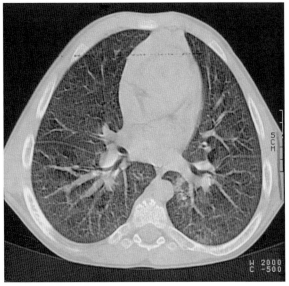

Abb. 5.**27a** u. **b**   **Morbus Gaucher** bei einem Jungen.
a Thoraxaufnahme im Alter von 7 Jahren: Bilaterale, symmetrische, flaue interstitielle, retikulonoduläre Strukturvermehrung bis in die Lungenperipherie; keine Zunahme der Veränderungen bis zum Alter von 12 Jahren.

b HR-CT im Alter von 12 Jahren: Ausgeprägte feine retikulonoduläre, interstitielle Strukturvermehrung, in den dorsolateralen peripheren Lungenanteilen milchglasartige Eintrübungen.

Leukozytopenie und Thrombozytopenie mit Blutungsneigung. Knochenschmerzen, die durch die Speicherung der Zerebroside im Knochenmark verursacht werden, treten häufig auf. Das Ausmaß der Knochenveränderungen ist extrem variabel. Ein Lungenbefall ist selten.

- *Typ II oder infantile Form:* Hier entwickeln sich die Kinder in den ersten Lebenswochen oder -monaten normal. Sie werden zunehmend spastisch, entwickeln Gelenkkontrakturen und bekommen, bedingt durch die Bulbärparalyse, Atem- und Schluckstörungen. Die Kinder versterben im 1. oder 2. Lebensjahr. Rekurrente Lungeninfiltrationen sind häufig, Skelettveränderungen sind durch die Malnutrition und Immobilisation bedingt.
- *Typ III oder spätinfantile und juvenile Form:* Hier treten die klinischen Symptome frühestens im Alter von 6–12 Monaten auf. Die neurologischen Symptome sind wesentlich geringer ausgeprägt als beim Typ II. Auch bei diesem Typ treten Lungen- und Skelettveränderungen auf.

Die Diagnose wird bei allen 3 Formen durch den Nachweis der Gaucher-Zellen im Knochenmark, im Leber- und Milzpunktat gestellt. Eine pränatale Diagnostik ist über die Untersuchung von Amnionzellen möglich.

Die HR-CT zeigt eine ausgeprägte, vermehrte, interstitielle Lungenstrukturzeichnung, die zur Lungenbasis zunimmt. Dieses retikulonoduläre Muster wird durch eine milchglasartige Eintrübung überlagert, als Hinweis auf eine akute Alveolitis. Differentialdiagnostisch kann auch eine irreversible alveoläre Fibrose vorliegen. Die Lungenveränderungen werden durch die Akkumulation von Gaucher-Zellen in den Alveolen mit Infiltration der Alveolarsepten, der Luftwege und der Pleura produziert. Durch den Verschluß des pulmonalen kapillaren Systems, wahrscheinlich ebenfalls durch die Gaucher-Zellen, kommt es zur Lungenfibrose mit sekundärem Hypertonus. Als Ursache des Hypertonus wird auch ein vasoaktiver Faktor der Leber diskutiert.

- *Differentialdiagnose:*
  - Morbus-Niemann-Pick.

Morbus Niemann-Pick (Abb. 5.28)

Die Erkrankung wird autosomal rezessiv vererbt, aufgrund des breiten Spektrums der klinischen und biochemischen Variabilität wird eine genetische Heterogenität diskutiert. Durch die fehlende Aktivität der Sphingomyelinase akkumuliert Sphingomyelin im retikuloendothelialen System. Schaumzellen werden im retikuloendothelialen System von Milz, Knochenmark, Lunge und Lymphknoten gefunden.

Nach der Klinik werden die Erkrankungen in 4 Varianten des Morbus Niemann-Pick eingeteilt:
- akute infantile Form,
- viszerale Form,
- gemischte Form,
- Nova-Scotia-Typ.

Abb. 5.**28a** u. **b** **Morbus Niemann-Pick** bei einem 12jährigen
Jungen.
a Thoraxaufnahme: Retikulonoduläre, interstitielle nach basal
zunehmende Strukturvermehrung.
b HR-CT: Retikuläre, interstitielle
Verdichtungen zur Basis zunehmend, milchglasartige bis alveoläre Eintrübung vor allem im
Mittellappen und beiden Unterlappen.

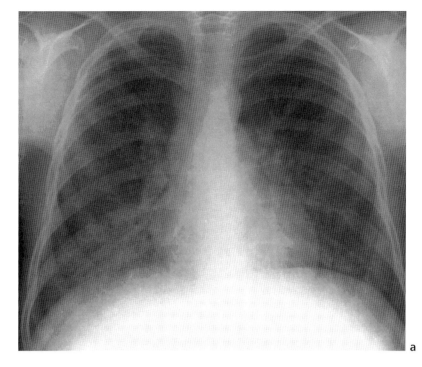

a

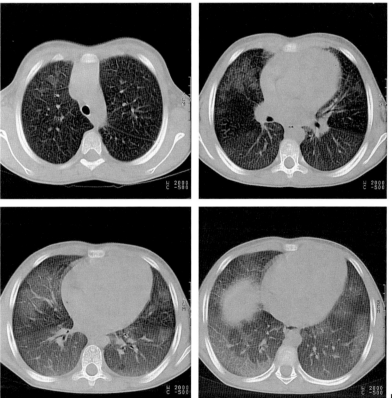

b

In der HR-CT können interstitielle retikulonoduläre
Verdichtungen in beiden Lungen nachgewiesen
werden, die zu den basalen Abschnitten zunimmt.
Diese interstitiellen Strukturen nehmen mit dem
Alter zu. Daneben können alveoläre Verschattun-
gen als Hinweis auf eine Alveolitis vorhanden sein.

Makroskopisch sind die Lungen weiß und
schwer. Die Alveolen sind mit schaumigen Nie-
mann-Pick-Zellen gefüllt, die alveolären Septen, die
Lufträume und die Pleura sind infiltriert. Die Lungenfibrose ist ein spätes Zeichen; in chronischen
Stadien kann sich ein Cor pulmonale entwickeln.

Die radiologischen Veränderungen des Skeletts sind minimal und werden hauptsächlich durch die Inaktivitätsosteoporose bei den geistig behinderten Kindern bedingt.

- *Differentialdiagnose:*
  - Morbus Gaucher.

Alveoläre Proteinose (Abb. 5.29, s. Seite 28)

Die alveoläre Proteinose ist eine seltene Erkrankung, die gehäuft bei Geschwisterkindern beobachtet wird. Eine Vererbung ist jedoch noch nicht bewiesen. Bei der Alveolarproteinose sind die Alveolarräume mit einem Schiff-Säure-positivem (PAS) proteinasehaltigem und an Fett reichhaltigem Material gefüllt. Die Pathogenese der Erkrankung ist noch nicht bekannt. Es wird ein vermehrter Abbau bzw. eine verminderte Clearance von Alveolarzellen II. Ordnung diskutiert. Entzündungsreaktionen sind im umgebenden Lungengewebe nicht zu sehen. Es wird angenommen, daß die Mehrheit der Fälle ideopathisch sind. Es werden ebenfalls Fälle beschrieben mit Staubexpo-

sition (insbesondere Silikate) und mit immunologischen, hämatologischen oder lymphatischen Erkrankungen oder nach einer Chemotherapie. Die Erkrankung kann in jeder Altersstufe vorkommen, auch bei Kindern und Kleinkindern, $^2/_3$ der Patienten sind zwischen 30 und 50 Jahre. Tritt die Erkrankung im 1. Lebensjahr auf, hat sie eine Überlebensrate von nur 14%. Im späteren Alter sind die Symptome normalerweise mild und mit unspezifischem Beginn (nichtproduktiver Husten, Fieber, Dyspnoe). Seit Einführung der bronchoalveolären Lavage gelingt es, Patienten in Remission zu halten, wenn sie alle 6–24 Monate nachbehandelt werden.

- *HR-CT:*
  - milchglasartige Eintrübungen und/oder Infiltrat, selten mit Luftbronchogramm,
  - streifige Verschattung basisbetont, von wabiger Zeichnung durchbrochen, Betonung der anatomischen Gerüststrukturen, Blattaderwerk.
- *Differentialdiagnose:*
  - Lungenödem, es fehlen jedoch die Herzvergrößerung und der Pleuraerguß,
  - Bakterien- und Mykoplasmenpneumonien.

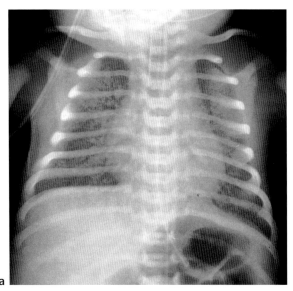
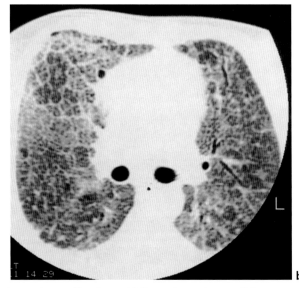

a

b

Abb. 5.**29a** u. **b Alveoläre Proteinose** eines Neugeborenen.
a Thoraxaufnahme am 4. Lebenstag: Unter Beatmung Besserung der primär „weißen" Lunge, jetzt noch ausgeprägte bilaterale interstitielle bis milchglasartige Eintrübung.

b HR-CT: Streifige interstitielle, narbenartige Verdichtungen mit zentral milchglasartiger Eintrübung, Septumverdickung (Blattaderwerk), keine Herzvergrößerung, kein Pleuraerguß (mit freundlicher Genehmigung von Dr. Th. Diehm, Klinikum Mannheim).

Neoplasien

Primäre, maligne Tumoren sind im Kindesalter selten. Die Klassifikation der Lungentumoren ist inkonsequent und verwirrend. Bronchialadenome sind die häufigsten Tumoren des Respirationstrakts (s. Seite 99).

Die Gruppe der primär mesenchymalen Tumoren und der zystischen Neoplasien sind ebenfalls selten. Nach dem hauptsächlich vorliegenden Gewebe werden sie folgendermaßen benannt:

- malignes Mesenchymon,
- Rhabdomyosarkom,
- Leiomyosarkom,
- Fibrosarkom,
- mesenchymales Sarkom,
- (pleuro-)pulmonales Blastom.

Mit diesen Tumoren können kongenitale, zystische Läsionen auftreten, wie z. B. die bronchogene Zyste, die zystisch-adenomatöse Malformation und das zystische mesenchymale Hamartom. Die radiologische Darstellung dieser Tumoren ist ähnlich: es sind solide, zystische, gemischt solid-zystische und multizystische Raumforderungen. Selten ist die Raumforderung ein kleiner Knoten, meist erscheint sie, bedingt durch ihr schnelles Wachstum, als große Masse. Nach Kontrastmittelgabe können ein Randenhancement und eine zentrale Hypodensität (Nekrose) vorhanden sein.

Differentialdiagnostisch muß an die kongenitalen zystischen Lungenveränderungen, an Pneumatozelen und an ein Empyem gedacht werden.

Das Bronchialkarzinom ist im Kindesalter ebenfalls äußerst selten. Falls es auftritt, ist die Prognose infaust, weil es schnell wächst und früh metastasiert.

Leukämie

Am häufigsten können leukämische Lungeninfiltrate bei der akuten monozytären Leukämie vorkommen. Leukämische Lungeninfiltrate mit diffusen, bilateralen, knotigen oder auch interstitiellen retikulonodulären Verdichtungen können noch vor Ausbruch der Erkrankung auftreten. Differentialdiagnostisch wichtig ist vor allem das schnelle Auftreten dieser Infiltrate (36 Stunden). Da opportunistische Infektionen bei Patienten mit Leukämien noch häufiger auftreten und das gleiche Erscheinungsbild verursachen können, ist zur Diagnose eine HR-CT empfehlenswert.

Lymphome (Abb. 5.30)

Hodgkin-Lymphom

Ein pulmonaler Lymphombefall tritt normalerweise mit einer Vergrößerung der hilären Lymphknoten auf. Mediastinale Lymphknoten können ebenfalls vergrößert sein. Der pulmonale Befall ist bilateral, nodulär oder infiltrativ. Die Größe beträgt selten weniger als 1 cm Durchmesser. Große Knoten können sich zu Kavitäten entwickeln. Eine Pleurareaktion ist selten (< 5%). Vergrößerte Lymphknoten, die die venöse oder lymphatische Drainage der Lunge beeinflussen, können zu einem diffusen interstitiellen Muster führen.

Non-Hodgkin-Lymphome

Bei den Non-Hodgkin-Lymphomen können noduläre oder interstitielle Infiltrate ohne assoziierte Mediastinallymphknotenvergrößerung auftreten. Die Infiltrate breiten sich schnell aus. Auch das HR-CT kann nicht zwischen den Infiltraten der beiden Lymphomgruppen unterscheiden (s. Seite 104).

Metastasen

Metastasen im Kindesalter entstehen hämatogen, lymphatisch, über die Luftwege und durch direkte Infiltration. Folgende Tumoren metastasieren am häufigsten in die Lunge:

- Wilms-Tumor,
- Osteosarkom,
- Ewing-Sarkom,
- Rhabdomyosarkom,
- Lymphome,
- Leukämie,
- Leberkarzinom,
- Neuroblastom,
- Keimdrüsen- und Ovarialtumoren,
- Schilddrüsenkarzinom,
- Phäochromozytom.

Bei der Suche nach Metastasen muß je nach Alter des Kindes der Schichtabstand auf 5–8 mm bei einer Schichtdicke von 5 mm herabgesetzt werden. Der Einsatz der Spiral-CT ist hier als Mittel der Wahl zu diskutieren.

- *HR-CT:*
  - gehäuftes Auftreten von Rundherden, vor allem in dem äußeren Drittel der Unterlappen gelegen, mit der Mehrzahl innerhalb der letzten 3 pleuranahen Zentimeter, vor allem basisnah,
  - sphärisch bis ovoid konfiguriert,
  - gefäßnah,
  - Osteosarkom: Verkalkungen.

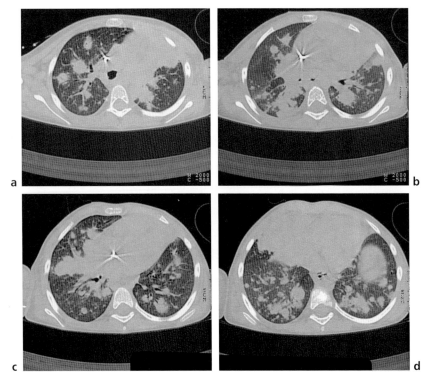

Abb. 5.**30a – d Disseminiertes Non-Hodgkin-Lymphom mit hohem Malignitätsgrad (Autopsie)** bei einem 4jährigen Mädchen.
HR-CT: Auffällig viele fokale runde, ovale bis keilförmige Infiltrate, Oberlappenbronchuskompression durch Lymphome.

Lymphangiosis carcinomatosa

Die Lymphangiosis carcinomatosa unterscheidet sich im Kindesalter nicht von der im Erwachsenenalter und wird deshalb in Kap. 4, Seite 102ff, abgehandelt.

Über die Lymphwege metastasieren vor allem die Lymphome, das Rhabdomyosarkom und die Neuroblastome.

Traumen

Thoraxtrauma (Abb. 5.**31**, s. Seite 108)

Bei Kindern kann jede intrathorakale Struktur verletzt sein, ohne daß gleichzeitig eine skelettale Verletzung vorliegen muß, weil der knöcherne Thorax extrem biegsam ist. Schwere Verletzungen können der Thoraxaufnahme entgehen, deshalb ist die CT die Methode der Wahl für thorakale Traumen. Auf folgende Veränderungen ist zu achten:

- Rippenfrakturen, sternoklavikuläre Separation,
- Extrathorakal: Hämatome,
- intrathorakal:
  - akute traumatische Ruptur der Aorta,
  - tracheobronchiale Verletzung,
  - Pneumothorax, Hydropneumothorax, Pneumomediastinum, Pneumoperikard,
  - Pleuraerguß, Lungenkontusion, Hämatom und Pneumozele,

- intraabdominell:
  - Ruptur des Zwerchfells,
  - Leber- und Milzverletzung.

Bei unkomplizierten Thoraxtraumen werden vor allem die kranialen und kaudalen Rippen gebrochen. Die 1., 11. und 12. Rippe sind üblicherweise nicht betroffen. Frakturen der ersten 3 Rippen sind assoziiert mit schweren Verletzungen der mediastinalen Gefäße, der Trachea und der Bronchien; Frakturen der unteren Rippen sind mit Verletzungen des Zwerchfells, der Leber, der Milz und der Niere assoziiert. Bei schweren Verletzungen kann jede Rippe einzeln, in Kombination mit anderen mit oder ohne Luxation frakturiert werden. Am Punctum maximum der Krafteinwirkung brechen die Rippen, was meist am seitlichen Thorax der Fall ist. Am dorsalen Winkel, der schwächsten Stelle der Rippe, sind Frakturen ebenfalls häufig.

Abb. 5.**31a – d Schädel- und Thoraxtrauma** bei einem 2jährigen Mädchen.
HR-CT: Flächige, unregelmäßig begrenzte Lungenkontusionen in der Lungenperipherie beidseits, rechts betont. Der kleine Pneumothorax rechts war in der Thoraxaufnahme nicht zu sehen.

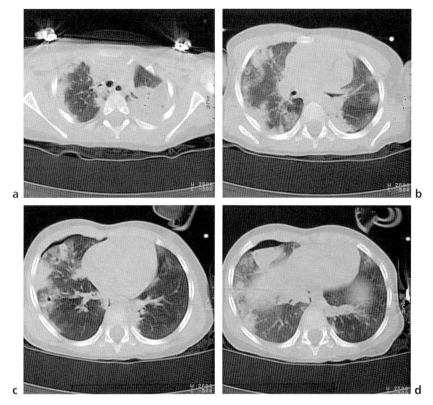

Rippenfrakturen in verschiedenen Heilungsstadien und Rippenfrakturen assoziiert mit Klavikulafrakturen, Sprengung der Akromioklavikulargelenke oder Oberarmfrakturen sowie Rippenfrakturen mit Schädel-Hirn-Traumen (Schütteltrauma) sollten immer an eine Kindesmißhandlung denken lassen. Bei Kleinkindern mit Brustbeinfrakturen liegt ebenfalls der Verdacht einer Mißhandlung nahe, da Brustbein- und Schulterblattverletzungen im Kindesalter selten sind. Klavikulafrakturen sind bei Kindern häufig, insbesondere perinatal.

Aufprallverletzungen können multiple Berstungsfrakturen verursachen, deren Lokalisation von der Richtung der Kompressionskräfte bestimmt wird. Bei ventralen Aufprallverletzungen können das Sternum und beidseits mehrere Rippen gebrochen sein. Es kann zu einer Abtrennung des Rippenknorpels vom Rippenknochen oder vom Brustbein kommen. Splitterfrakturen sowie Schräg- und Querbrüche der Rippen können durch die Pleura in die Lunge eindringen. Der traumatische Pneumothorax, der Hämatothorax und die diaphragmale Hernie unterscheiden sich radiologisch nicht von den nichttraumatischen Äquivalenten. Der traumatische Chylothorax führt beim Kind zu einer Mediastinalverbreiterung, bevor der Pleuraraum mit Chylus gefüllt ist. Die Diagnose erfolgt im Zweifelsfall durch Punktion der Pleuraflüssigkeit. Rippenserienfrakturen können paradoxe Brustwandbewegungen bewirken.

Die Thoraxaufnahme läßt häufig eine exakte Beurteilung des Ausmaßes und der Zahl der Thoraxfrakturen aufgrund der Projektionsbedingungen und der Überlagerungen nicht zu. Auch das Ausmaß und die Abgrenzung des subkutanen Emphysems, der Pneumothoraces, des Hämatothorax, der traumatischen Atelektasenbildung, der Lungenkontusion sowie der Herz- und Gefäßverletzung können besser durch die CT erfolgen. Deshalb sind bei schwer traumatisierten Patienten, die meistens auch eine kraniale CT erhalten, einige CT-Schnitte des Thorax zu empfehlen.

Lungenkontusion

Als Ursache der Lungenkontusion wird das Fehlen einer Stütze in und um die Alveolen, das Niederdrucksystem des Lungenkreislaufs, die Empfindlichkeit der Lunge auf eine Herabsetzung des Herzzeitvolumens sowie die Schädigung der Kapillarwände diskutiert. Morphologisch zeigen sich nach einem Lungentrauma eine Blutung und Mikroatelektasen mit folgendem interstiellem und alveolärem Ödem, mit Minderbelüftung, Shuntbildung und Diffusionsbehinderung. Röntgenmorphologisch und in der CT sieht man flächige, unregelmäßige diffus begrenzte oder homogene Verdichtungen mit Betonung in der traumatisierten Lungenperipherie. Die CT kann das Ausmaß der Parenchymschädigung dokumentieren, danach kann beurteilt werden, ob die Beatmung erforderlich ist oder nicht. Weitere pulmonale Verdichtungen können nach einem Trauma auftreten, und zwar bis ca. 24 Stunden nach der Verletzung. Sie können in den 24 Stunden rapide fortschreiten, stabilisieren sich aber danach. Diese Veränderungen können durch Aspiration, Atelektase(n), Lungenödem oder ARDS (adult respiratory distress syndrome) bedingt sein. Letzteres ist bei Kindern besonders gefährlich, da etwa 50% der Patienten das ARDS nicht überleben.

Zwerchfellverletzungen

Bei Zwerchfellverletzungen liegen meist gleichzeitig intraabdominelle Verletzungen (Milzruptur!) und Beckenfrakturen vor. Ausdehnung und Lokalisation der Ruptur hängen von der Art der Gewalteinwirkung ab. Bei stumpfen Traumen ist die linke Seite häufiger betroffen als die rechte, wobei der Riß meist in der Zwerchfellkuppe lokalisiert ist. Da auf der der Bauchhöhle zugekehrten Seite ein höherer Druck herscht als auf der thorakalen Seite, fallen die Bauchorgane in den Brustraum vor. Dadurch ergibt sich ein akuter Zwerchfellhochstand mit oder ohne Pleuraerguß, eine Atelektase mit Silhouettenzeichen auf der ipsilateralen Zwerchfellseite und eine kontralaterale Mediastinalverlagerung. Die Veränderungen können von Lungen- und Mediastinalverletzungen überlagert sein. Auch die CT-Diagnostik ist nicht einfach.

Intrathorakale Hernierung von abdominellem Fett oder parenchymatösen Organen sind wichtige Hinweise. Ein fehlendes oder gerissenes Zwerchfell ist ein spezifisches Zeichen, aber nicht häufig vorhanden. Die MRT ist hier der CT durch den Nachweis des rupturierten Zwerchfells in den koronaren und sagittalen Schnittebenen überlegen.

Ruptur der Trachea und der großen Bronchien

Bei gedeckten Thoraxtraumen kann eine Ruptur der Trachea auftreten, ca. 80% der Fälle liegen bis zu 2,5 cm von der Karina entfernt. Auch die Hauptbronchien reißen meist in einem Bereich bis zu 2,5 cm von der Karina. Oft ist nur eine Seite, und zwar die rechte, betroffen. Besteht zwischen dem rupturierten Bronchialbaum und der Pleurahöhle eine Verbindung, entwickelt sich ein schlecht zu beherrschender Pneumothorax. Eine Wiederausdehnung der Lunge über eine Saugdrainage ist nicht möglich. In der Folge kann es zu einem subkutanen und mediastinalen Emphysem kommen. Auf der Thoraxaufnahme ist eine Bronchusruptur nicht sofort nachweisbar. In der CT können kleinere zervikale und subkutane Emphyseme, ein Pneumomediastinum, ein Pneumothorax, peribronchiale Luft und Frakturen der ersten 5 Rippen nachgewiesen werden.

Erkrankungen von Pleura und Thoraxwand

Pleura

■ Pleuraempyem

Es tritt bei Kindern mit bakteriellen Pneumonien durch Staphylococcus aureus, Pneumococcus und Streptococcus pneumoniae und Haemophilus influenzae Typ B auf. Sekundär kann ein Pleuraempyem durch septische pulmonale Emboli, bei Lungenabszessen, Osteomyelitiden des knöchernen Thorax, Leberabszessen, paravertebralen, subphrenischen, retropharyngealen und mediastinalen Abszessen entstehen. Die Empyeme werden nach der American Thoracic Society in 3 Stadien eingeteilt:

- exudativ,
- fibrinopurulent,
- organisiert.

Während in den beiden ersten Stadien eine Thoraxdrainage die Therapie der Wahl darstellt, wird im organisierten Stadium oft eine Thorakotomie zur offenen Thoraxdrainage erforderlich, um die komprimierte Lunge zu entlasten.

Die HR-CT mit oder ohne Kontrastmittelgabe und mit Dichtemessung kann zwischen den verschiedenen Stadien eine bessere Differenzierung ermöglichen. Desweiteren kann sie parapneumonische Flüssigkeitsansammlungen von thoraxwandständigen sowie im Lappenspalt liegenden Pleuraempyemen unterscheiden und somit die Ursachensuche (Parenchymprozesse? Pleuraprozesse?) ermöglichen. Wenn eine Entzündung der Pleura vorliegt, zeigt diese mit zunehmender Purulenz eine Zunahme des Kontrastmittelenhancements. Im Kindesalter können ebenfalls chronisch organisierte Pleuraempyeme vorliegen, die sich durch eine progressive Pleuraverdickung mit Kontrastmittelenhancement in der CT und Kompression der Lunge darstellen. Luft im Empyem deutet auf eine bronchpulmonale Fistel hin. Besteht ein Flüssigkeits-Luft-Spiegel, ist differentialdiagnostisch an einen Lungenabszeß zu denken.

In der CT kann ebenfalls die Effizienz der therapeutischen Thoraxdrainage kontrolliert werden.

Differentialdiagnostisch muß bei der Beurteilung eines Empyems an einen Thoraxwandtumor und an mediastinale Tumoren (vor allem Non-Hodgkin-Lymphome) gedacht werden.

▪ Tumoren der Pleura

Sie sind im Kindesalter selten. Gutartige, bösartige und entzündliche Thoraxwandveränderungen können eine Pleurabeteiligung aufweisen. Pulmonale Metastasen liegen häufig in der Lungenperipherie und pleuranah. Sowohl der Wilms-Tumor als auch das Neuroblastom infiltrieren die Pleura. Sarkommetastasen können Pleurametastasen sein. Pleuralipome kommen auch bei Kindern vor. Sie sind ovoid, liegen extrapleural und haben fettäquivalente (–50 HE) Dichtewerte. Dagegen liegt das Liposarkom selten intrathorakal; es macht klinisch Beschwerden, wächst infiltrativ, stellt sich inhomogen und mit höheren Dichtewerten dar.

Thoraxwand

▪ Infektionen der Thoraxwand

Sie sind selten, aber aufgrund ihrer schweren Erkrankungsform zu berücksichtigen. Die Klinik mit Fieber, Schmerz und geringen unspezifischen Hautveränderungen (Schwellung, Rötung) unterschätzt die wahre Ausdehnung der Weichteilinfektion bzw. Knochendestruktion. Eine besondere Form ist die *thorakale Aktinomykose* (15% aller Aktinomykosen). Die Erkrankung erfolgt nach Zahnextraktion.

- *Befund:*
  - pulmonales Infiltrat,
  - Empyem,
  - permeatives Durchwachsen der Thoraxwand mit Osteomyelitis der knöchernen Strukturen (Rippen, Wirbelkörper).

Die Diagnose sollte schnell gestellt werden, da die Erkrankung gut mit Antibiotika therapierbar ist und es bei zu später Behandlung zu erheblichen Deformitäten des Thorax kommen kann.

▪ Tumoren der Thoraxwand

Diese sind im Kindesalter selten. Am häufigsten sind der Askin-Tumor und das Ewing-Sarkom, desweiteren treten das undifferenzierte Spindelzellsarkom, das osteogene Sarkom, das Riesenzelllymphom, das Synovialsarkom, das Osteoidosteom und das Hamartom auf. Die Darstellung dieser Tumoren und ihrer Ausdehnung nach intrathorakal sowie der Metastasen erfolgt am besten mit der Spiraltechnik, um einerseits eine lückenlose Dokumentation zu erzielen und andererseits eine Reduktion der Kontrastmittelmenge, unter Umständen auch der Strahlendosis (je nach CT-Gerät), zu erhalten.

Weiterführende Literatur

Fraser, R. G., J. A. Paré: Diagnosis of Diseases of the Chest. Saunders, Philadelphia 1990

Groskin, S. A.: Heitzman's the Lung. Radiologic-Pathologic Correlations. Mosby, St. Louis 1993

Lange, S.: Radiologische Diagnostik der Lungenerkrankungen, 2. Aufl., Thieme, Stuttgart 1996

Netter, F. H.: Farbatlanten der Medizin. The Ciba Collection of Medical Illustrations. Band 4.: Atmungsorgane. Thieme, Stuttgart 1982

Potchen, E. J., R. Grainger, R. Greene: Pulmonary Radiology. Saunders, Philadelphia 1993

Reeder, M. M.: Reeder and Felson's Gamuts in Radiology. Comprehensive List of Roentgen Differential Diagnosis. Springer, Berlin 1993

Richter, E., W. Lierse: Radiologische Anatomie des Neugeborenen für Röntgen, Sonographie, CT, MRI. Urban und Schwarzenberg, München 1990

Silverman, F. N., J. Caffey: Caffey's Pediatric X-Ray Diagnosis: an Integrated Imaging Approach. Mosby, St. Louis 1993

Webb, W. R., N. L., Müller, D. P. Naidich: High-Resolution CT of the Lung, 2nd ed. Raven, New York 1996

Sachverzeichnis